Gisela Eberlein

Autogenes Training

Lernen und Lehren

Springer-Verlag Berlin Heidelberg New York
London Paris Tokyo

Dr. med. Gisela Eberlein
Driescher Hecke 19
5090 Leverkusen 1

ISBN 3-540-15750-6 Springer-Verlag Berlin Heidelberg New York
ISBN 0-387-15750-6 Springer-Verlag New York Berlin Heidelberg

CIP-Kurztitelaufnahme der Deutschen Bibliothek
Eberlein, Gisela: Autogenes Training : Lernen u. Lehren / Gisela Eberlein. - Berlin ;
Heidelberg ; New York ; London ; Paris ; Tokyo : Springer, 1987.
ISBN 3-540-15750-6 (Berlin . . .)
ISBN 0-387-15750-6 (New York . . .)

Satz-, Druck- und Bindearbeiten: Appl, Wemding
2119/3145-543210

Vorwort

Dieses Buch verdankt seine Entstehung meiner Lehrtätigkeit auf dem Gebiet des autogenen Trainings. Da ich weiß, wieviele Schwierigkeiten und Hemmungen aller Art ein Übungsleiter überwinden muß, bis er seine Form zu lehren gefunden hat, bis er frei genug ist, seine Erkenntnisse in Gedanken zu fassen, um die Übungen des autogenen Trainings zu vermitteln, möchte ich mit einem Lehrkolleg Hilfestellung geben.

Das autogene Training – die Methode der konzentrativen Selbstentspannung – seine Entwicklung, seine Aufgabenstellung – angepaßt an die heutige Zeit – fordern eine entsprechende Interpretation.

J. H. Schultz, der Begründer des autogenen Trainings, hatte als Vorbild die Hypnose. Er kam zu der Auffassung: Wenn es möglich ist, einen Menschen in einen schlafähnlichen Zustand – wie es die Hypnose darstellt – zu versetzen, ihm einen Auftrag zu geben, den er erfüllt, dann müßte es auch möglich sein, daß er sich selbst in einen solchen Zustand versetzt, sich einen Auftrag gibt und ihn erfüllt. Dabei bleibt er unabhängig und frei, wie aus der „gestuften Aktivhypnose" von Kretschmer, die später entwickelt wurde, hervorgeht.

Januar 1987   Gisela Eberlein

Inhaltsverzeichnis

Einführung

J. H. Schultz (1973, 14. Aufl.) hat das autogene Training – auch konzentrative Selbstentspannung oder Selbstbeeinflussung genannt – als übenden Weg zur Autohypnose bezeichnet.

Als Entdecker der Methode hat er James Braid (1795–1860) bezeichnet, der 1843 eine Arbeit mit dem Titel *Neurypnology* herausbrachte. Diese wurde 1960 in *The Julian Press,* New York, als der Beginn der modernen Hypnose bezeichnet.

Als nächster war Oskar Vogt (1870–1959) an der Weiterentwicklung des autogenen Trainings beteiligt, der in seiner Veröffentlichung „die direkte psychologische Experimentalmethode in hypnotischen Bewußtseinszuständen" ausführte, daß kritische Versuchspersonen sich selbst in einen Zustand von Hypnose fallen lassen und sich zeitlich durch einen Weckreiz begrenzen können.

Einen weiteren Akzent bekam das autogene Training (AT) durch die von Jakobs entwickelte „progressive Muskelrelaxation", bei der die Versuchspersonen lernten, wichtige Muskelgruppen des Körpers bis zu einem extremen Ausmaß zu entspannen, um „Ruhe in das Nervensystem" zu bringen.

Wenn auch verschiedene Methoden der Versenkung aus späteren Jahren – Levy, Cué, Bonnet, Bezzolla, Baudouin, Jolowicz, Desci, Baerwald – übereinstimmend die passive Hingabe an den Therapeuten verlangten, über die ein hypnoider schlafähnlicher Zustand erreicht wird, so war doch der Weg zum AT durch die Arbeiten von Oskar Vogt weit einflußreicher für J. H. Schultz, was er selbst auch immer wieder betont.

Oskar Vogt ist unvergeßlich in meiner Erinnerung, habe ich ihn doch in meiner Freiburger Studienzeit in den Jahren 1942 und 1943 in Neustadt kennengelernt – beruflich und persönlich.

An manchen Abenden durfte ich einen Blick in die Geheimnisse der Forschung tun – er war damals mit gehirnphysiologischen Untersuchungen beschäftigt.

Ohne die Bedeutung dieser Versuche und Arbeiten ermessen zu können, war ich so beeindruckt, daß ich meinte, an einer neuen Schwelle wissenschaftlicher Erkenntnisse zu stehen. Immer wieder hörte ich den

Namen J. H. Schultz, dem ich persönlich 1947 erstmals in Berlin begegnete.

Er war es, der mir den Weg ins AT wies, mich persönlich unterrichtete, mich an die Werke von S. Freud, Heyer, C. G. Jung, Alfred Adler u. a. heranführte. Er betreute mich in der praktischen Arbeit, das AT den Menschen zu vermitteln, die ich seit 1950 in meiner Praxis, seit 1956 im Rahmen von Institutionen, besonders an Volkshochschulen, durchführte.

In der Zeit von 1956–1968 sprach ich an vielen Volkshochschulen im Bundesgebiet, so in Leverkusen, Oberhausen, Mülheim/Ruhr, Düsseldorf, Köln, Mettmann, Bocholt, Hamburg, München, Ennepetal, Schwelm, Dortmund, Klappholttal/Sylt, Oldenburg, Vechta, Erkelenz, Münstereifel, Gevelsberg, Langenfeld, Opladen, Soest, Mönchen-Gladbach – und J. H. Schultz freute sich „über den Siegeszug des autogenen Trainings", wie er es nannte.

Er betonte immer wieder, daß das AT eine der gesunderhaltenden Maßnahmen – damit eine wesentliche Lebenshilfe – sei, die ich Ärzten als Lehre und Leidenden als Hilfe vermitteln solle, wie er es auch schriftlich niederlegte:

„Die Ärztin Frau Dr. Gisela Eberlein, Leverkusen, Driescher Hecke 19, hat durch jahrelange kritisch-gründliche Beschäftigung Wesen und Technik des autogenen Trainings vollständig erfaßt, wie ich mich in persönlichen Diskussionen überzeugen konnte. Es wäre zu wünschen, wenn sie diese Kenntnisse und Erfahrungen instruierend an möglichst viele Ärzte, helfend an Leidende geben könnte (gez.: J. H. Schultz).

Der Übungsleiter, der vom AT und seiner Wirkung überzeugt ist, sollte diese Methode der konzentrativen Selbstentspannung beherrschen und vorleben, damit hat er die Voraussetzung für gutes Lehren.

Ich begrüße Sie zu diesem Seminar, das Sie – wo und in welcher Form auch immer – praktisch miterleben sollten.

Allein kann man das AT kaum erlernen. Dieses Lern- und Lehrseminar hat daher folgende Aufgaben: Sie wenden das AT zunächst einmal für sich selbst an, für Ihre Person, als Hilfe in Ihrem Alltag, um mit Ihren Konflikten fertig zu werden. Keiner von uns lebt ohne Schwierigkeiten.

Mit dem AT lernt man es, sie besser zu bewältigen.

Erst der Arzt, der durch seine Person aus Überzeugung das AT vertreten kann, ist Vor- und Leitbild und fähig, diese Methode der Entspannung im geistig-körperlichen Bereich zu vermitteln.

Haben Sie das AT erlernt, Ruhe und Erholung erlebt, die geforderten konzentrativen Einstellungen, den „Eingriff bei sich selbst" über das vegetative Nervensystem und die Eigenprogrammierung geschafft, können Sie das AT in Ihrer Praxis einsetzen – ergänzend zur Therapie und vorsorgend zur Gesunderhaltung (vgl. Eberlein 1986b). Auf der Basis der Erfahrungen und neu erworbenen Kenntnisse lassen sich die Intensivübungen für Fortgeschrittene aufbauen, aus denen der Übende später in die Oberstufe hineinwächst. Sie bedarf einer gründlichen Vorbereitung und wird auch hier vorgestellt. Deshalb sollen Ihnen später nachfolgende Protokolle aus der Fortbildungsarbeit helfen, das AT besser zu verstehen und praktisch einzusetzen.

Sie lernen hier das AT aus der Sicht des Menschen unserer Tage kennen, der nervös ist, nicht mehr schlafen kann und oft übermäßig viel Medikamente nimmt, z.B. Psychopharmaka, in den letzten Jahren mit deutlich ansteigender Tendenz. Er sagt: „Ich kann nicht mehr", er ärgert sich über alles und jedes und ist unfähig, Ruhe zu finden.

Auf ihn trifft oft die Diagnose „vegetative Dystonie" zu, eine Krankheit, die so häufig vorkommt, daß man sie fast als Zustand bezeichnen könnte. Und die Menschen, die damit leben, leiden vielfach an einer „Krankheit", die ursächlich auch uns Ärzte in zunehmendem Maße trifft – an der „Angina temporis" – der Zeitnot.

Auf unbewältigte Schwierigkeiten des Alltags, gleich welcher Art, reagiert jedoch das vegetative Nervensystem – das Orchester stimmt nicht mehr – und folgend der „Seismograph der Seele" als das labile und empfindliche Organ oder Organsystem des einzelnen.

Wir sprechen dann von Neurosen. Vom Herzen her kommt es oft zu vegetativ bedingten Rhythmusstörungen, im Bronchialsystem zu einem funktionellen Asthma, im Bereich der Verdauungsorgane zu Magen- und Darmstörungen. Wir wissen heute, daß etwa 70% aller Magen- und Darmgeschwüre vegetativ bedingt sind und mehr als 50% zu den sogenannten psychosomatischen Krankheiten gehören.

Diese Krankheiten zu verhüten, und wenn sie bereits vorliegen, sie mit dem AT anzusprechen, ist eine Aufgabe für den Arzt, der den Wert und die Stellung des AT in Vorsorge und Therapie erkannt hat.

Im AT lernt es der Übende, mit seinem vegetativen Nervensystem umzugehen, dem Nervensystem, das früher als unbeeinflußbar galt oder höchstens durch Medikamente angesprochen werden konnte.

An dieser Stelle sollte das vegetative Nervensystem – v.a. die Aufgabe des Symphatikus und des vegetativen Anteiles des Vagus – mit Hilfe von Bildern (ggf. Diapositiven) erklärt werden.

Funktionen des vegetativen Nervensystems – Erröten, Erblassen, plötzlich auftretendes Herzklopfen, Druck auf dem Magen – und andere bekannte Erscheinungen werden vorgestellt.

Über dieses vegetative Nervensystem ist der Mensch nun fähig, ab- und umzuschalten auf die Ruhe, jederzeit und an jedem Ort. Deshalb blende ich an dieser Stelle anatomische Abbildungen ein. Diese dienen dazu, den

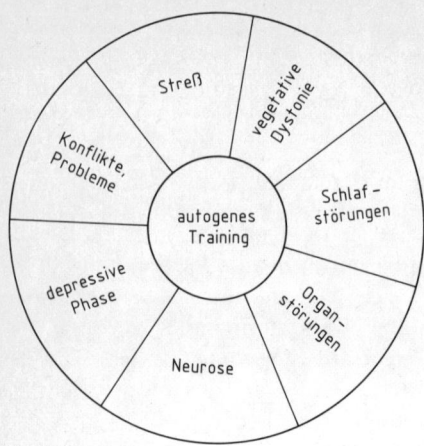

Menschen an das vielfältige Wunderwerk „Mensch" heranzuführen.
Damit wächst die Ehrfurcht vor dem Leben – eine für das AT wichtige
Grundhaltung.

Als Methode der konzentrativen Selbstentspannung und Selbstbeeinflussung hat das AT 7 Übungen, die Einstellung auf Ruhe, Schwere,
Wärme, Atmung, Herz, Bauch und Kopf.

Ruhe und Erholung sind die beiden ersten Erfolge im AT, die der Übende
erlebt; darüber hinaus lernt man es, **Organe und Organsysteme** zu beeinflussen. Dabei handelt es sich um den von I. H. Schultz so benannten „Eingriff bei sich selbst", das heißt z. B., der Mensch ist fähig, sein aufgeregtes
Herz, seinen nervösen Magen zu beruhigen. Auf diesen Übungserfolgen
baut sich dann die **Praxis der Selbsthypnose** auf. Der Mensch ist fähig, sich
mit individuell erarbeiteten Formeln (Vorsatzhilfen) zu programmieren.
Über die Umschaltung im vegetativen Bereich ist es möglich, ein psycho-
logisches Lernprogramm anzulegen. Hierbei spielen die durch die
Gesprächsberatung bekannten oder erkannten Ursachen eine Rolle, sie
verhelfen zur Formulierung und Erfüllung.

Damit ist der Inhalt der Unterstufe des AT konzipiert.

Wichtig ist es zu betonen: Das AT ist keine Weltanschauung und keine
Religionsform. Es ist keine Sensation und kein Sofortwunder, sondern
eine auf wissenschaftlicher Basis von J. H. Schultz erarbeitete Methode der
Selbstumschaltung und Selbstregulierung. Dieses Übungsverfahren bietet
viele Möglichkeiten, aber es hat auch Grenzen. Diese zu erkennen ist
wesentlich.

Kontraindikationen
Das AT sollte nicht durchgeführt werden bei geistig Behinderten, psychiatrischen Erkrankungen wie Psychosen, Schizophrenie und endogener Depression.

Das AT entfaltet seine Wirkung im Bereich der Gesundheitsvorsorge sowie bei psychosomatischen Störungen, um die daraus folgende Krankheit zu verhüten, die Gesundheit zu erhalten oder wiederherzustellen.

Vorstellung des autogenen Trainings

- Ich bin vollkommen ruhig - so lautet die Einstellung auf die erste Übung, das Ruheerlebnis, das alle Teilnehmer gleichzeitig erlernen. Die Forderung nach Ruhe spricht die „absolute" Ruhe an - die Ruhe, in der sich der Teilnehmer im autogenen Training versenkt und bereits erholt:
- Ich bin vollkommen ruhig - so lautet die erste innere Einstellung. Mit der Abstandsgewinnung, der konzentrativen Vorstellung und der konzentrativen Einstellung können die Teilnehmer zur Bewältigung eines bestimmten Problems unter ärztlicher Leitung die Praxis der Selbsthypnose entwickeln und einbauen.

Das AT hat in der Unterstufe, wenn man die Ruheeinstellung einbezieht, - wie schon erwähnt - 7 Übungen, die systematisch im Verlauf von 3-4 Monaten erlernt werden können, wenn man sie täglich regelmäßig mindestens 2mal übt.

Zunächst dauern die Übungen ca. 3-4 Minuten, später etwas länger, 5-10 Minuten bzw. so lange der Übende es wünscht.

Dabei sind zu beachten:
- die Abstandsgewinnung, die Ruhe und Erholung erzielt,
- die konzentrative Vorstellung und die konzentrative Einstellung, d. h.
- Beeinflussung der Organe und Organsysteme als „Eingriff bei sich selbst",
- die Praxis der Selbsthypnose.

Was Sie wissen müssen - zur Technik der Übungen

Entspannungshaltung
Zum Erlernen der Übungen des AT nehmen Sie eine Entspannungshaltung ein, die „gelöste Sitzhaltung", abgeleitet von der Droschkenkutscherhaltung.

Im Sitzen
Auf dem Stuhl sitzend richten Sie den Oberkörper zunächst etwas auf und fallen dann leicht in sich zusammen, gelöst, entspannt. Die Beine stehen

gespreizt mit beiden Füßen fest auf dem Boden. Beide Arme liegen auf den Innenseiten der Oberschenkel derart auf, daß die Hände locker herunterhängen, sich aber nicht berühren. Den Kopf neigen Sie so nach vorn, wie es Ihnen angenehm ist und Sie schlafen könnten. Dann schließen Sie die Augen.

Sitzen Sie in einem Sessel mit Nackenstütze, so lehnen Sie den Kopf an, Ihre Unterarme legen Sie auf den Lehnen auf, die Füße stehen fest auf dem Boden.

Im Liegen
Oder Sie legen sich auf den Rücken ins Bett oder auf den Boden, die Arme neben dem Körper leicht angewinkelt, die Handflächen liegen auf der Unterlage auf. Die Beine sind locker gestreckt, die Füße klappen auseinander. Zur Stütze des Halses können Sie ein kleines Kissen in den Nacken schieben. Die Augen sind geschlossen.

Über eine dieser Entspannungshaltungen finden Sie den Weg in die tiefe Ruhe, in die Entspannung und damit zum autogenen Training.

Zurücknehmen
Haben Sie Ihre Übungen durchgeführt, müssen Sie die Entspannung zurücknehmen, außer wenn Sie schlafen möchten. Normalerweise müssen Sie wieder neu gespannt und frisch für den Tag und seine Aufgaben sein. Dann recken und strecken Sie sich nach einem inneren Kommando:
- Hände zu Fäusten ballen –
- Arme fest zur Schulter hin ein paarmal anwinkeln –
- recken, strecken –
- durchatmen! –
- Augen auf! –
Dann sind Sie wieder da, frisch und fröhlich. Am besten sagen Sie jedesmal laut: „Ich bin frisch und fröhlich!"

Arbeitsbegriffe

Um das AT erfolgreich durchzuführen, lernen Sie die Arbeitsbegriffe kennen, mit denen Sie üben.

Abstandsgewinnung
Wenn Sie eine der angegebenen Entspannungshaltungen eingenommen haben, versuchen Sie Abstand zu gewinnen. Abstand zum Tag, zu seinen Schwierigkeiten, Problemen und Konflikten – Abstand zu allem, was Sie bedrängt, auch Abstand zur Angst. Die Gedanken weichen zurück – es

tritt so eine *Gedankenebbe* ein. In der nun aufkommenden Ruhe öffnen
Sie sich für die konzentrative Vorstellung.

Konzentrative Vorstellung
Sie stellen sich etwas vor, aus dem Leben, der Erinnerung oder aus der
Phantasie. Sie lassen Bilder auf sich zukommen. Diese beruhigen und ver-
tiefen die Abstandsgewinnung – ein Vorgang, der nach einigem Üben von
selbst abläuft. Es folgt die konzentrative Einstellung.

Konzentrative Einstellung
Damit sind Sie fähig, sich über das vegetative Nervensystem selbst zu
beeinflussen. Sie lernen es, Organe, die vegetativ labil als „Seismograph
der Seele" mit gesundheitlichen Störungen reagieren, zu lenken – z. B. das
aufgeregte Herz, den nervösen Magen zu beruhigen.
    Dann ist es Ihnen möglich, auch die Ursachen solcher Reaktionen zu
erkennen, zu beseitigen oder zu bewältigen.

Erfolge

Die ersten Erfolge des AT sind:
1) *Ruhe und Erholung* zu erreichen. Sie sind fähig, jederzeit und überall
   ab- und umzuschalten auf die Ruhe und damit eine körperlich-seeli-
   sche Entspannung herbeizuführen. Darüber hinaus lernen Sie,
2) *Organe und Organsysteme* anzusprechen, zu beruhigen, zu beeinflussen; nach J. H. Schultz ein „Eingriff bei sich selbst". Es folgt
3) *die Praxis der Selbsthypnose* oder Selbstbeeinflussung in allen Bereichen des Lebens.
    Dies geschieht mit der sog. Vorsatzbildung, der formelhaften Vorsatz-
hilfe, die als konzentrative Einstellung im AT wirksam wird. Es handelt
sich dabei um einen Lernprozeß im psychischen Bereich, der eine Lebenshilfe darstellt.
    Diese konzentrative Einstellung, der Auftrag, den sich der Übende
selbst gibt, „autogen" aus sich selbst heraus in sich versenkt, muß erarbeitet werden – individuell dem Wunsch des Übenden entsprechen.
    Der Vorsatz soll knapp, klar, wahrheitsgemäß, gegenwartsnah, direkt
und positiv sein. Er ist der Anruf an das Innere! Diese Formel, täglich
mehrmals geistig nachvollzogen, wird unter diesen Voraussetzungen wirksam.

Zeitdauer der Übungen

Zu Beginn der Übungen sollte eine Übung nicht länger als 2–6 Minuten, später 10 Minuten dauern, bzw. so lange man Lust hat. Die einzelne Übung wird mit fortschreitendem Können kürzer, die Gesamtheit der Übungen kann länger dauern. Die Übungen der Unterstufe nehmen in der Regel ein ¾ Jahr, manchmal etwas weniger oder auch mehr Zeit in Anspruch.

Wer kann und wer darf üben? Dies ist eine oft gestellte Frage. Wir sind heute zu der Erkenntnis gekommen, daß jeder geistig normale Mensch das AT erlernen kann, wenn er dazu bereit ist – denn zum Erlernen des AT ist eine innere Bereitschaft notwendig, zumal die Einführung je nach Lebensalter und Lebenssituation verschieden ist.

Das AT selbst bleibt unverändert, wenn es auch heute – der Zeit und ihren Anforderungen entsprechend – modifiziert angeboten wird. Das hängt vom Übungsleiter ab, der auf Grund seiner Kenntnisse, der wissenschaftlichen Grundlagen, der Erfahrungen und Eigenarbeiten den Einstieg wählen kann. I. H. Schultz wies darauf hin, daß Kinder z. B. erst ab dem 8. Lebensjahr ins AT eingeführt werden könnten. Ich selbst habe den Suggestiveinstieg nach 20jähriger Erfahrung schon bei jüngeren Kindern 1972 in Karlsruhe vorgestellt – ein Verfahren, das das AT einzeln wie auch in der Gruppe bei Kindern vorbereitet.

In der Praxis des Arztes hat das AT einen besonderen Stellenwert, der von der Art der Erkrankung, der geistigen Haltung und dem körperlichen Zustand des Patienten abhängt.

Organisation des autogenen Trainings

Einzeln

Immer wieder wird nach Einzelunterricht im AT gefragt, das einen größeren zeitlichen Aufwand bedeutet. Eine solche Einweisung ins AT mit Erlernen der Übungen führe ich nur durch, wenn es mir aus der Sicht einer speziellen Situation gerechtfertigt erscheint.

In der Gruppe

Die geeignete Form, das AT zu erlernen, ist die kleine heterogene Gruppe von 7–10 Personen, bei der die „Wünsche" an das AT verschieden sind.

Dabei unterscheide ich *Lerngruppen* aus der Sicht der Gesundheitsvorsorge, die sich in der Praxis aufgrund der Beschwerden und gesundheitlichen Störungen (z. B. vegetative Dystonie) zusammenfinden (diesen

Gruppen begegnen wir in Volkshochschulen und anderen Institutionen), sowie *therapeutische Gruppen,* in denen die Teilnehmer nach ihren psychosomatischen Störungen und Krankheiten zusammenkommen und lernen, darauf Einfluß zu gewinnen, sie zu bewältigen.

Informationen
Im Bereich der Volkshochschule handelt es sich meistens um mittelgroße Gruppen, oft 20–50 Teilnehmer, für die man den Weg des AT wieder anders gehen muß als für kleine Gruppen. Es handelt sich dann um breit angelegte Informationen. Darüber hinaus ist es möglich, mit Informationsvorträgen ein großes Auditorium über das AT aufzuklären, seine Wirkungen und Auswirkungen darzustellen.

Rhetorik
Um überzeugend längere Zeit zu erklären, zu sprechen, die Aufmerksamkeit „wach" zu halten und mit Faszination zu lehren, ist eine gute Stimmführung nötig. Deutliche Aussprache, „Timbre", also Schattieren in verschiedenen Tonhöhen aus dem natürlichen Atemrhythmus heraus gestaltet, sind eindringlich, wirkungsvoll und überzeugend.

Rhythmik
Die begleitende Gestik darf nicht theatralisch wirken – im Gegenteil, sie unterstreicht die natürliche Haltung und Bewegung des einzelnen, der aus sich heraus schöpft und mit Bewegung, v. a. mit ruhiger Handsprache, den Inhalt unterstreicht.

Der Übungsleiter, der die Bewegung richtig versteht, sollte in der Lage sein, ein entsprechendes Eigenprogramm zu entwickeln, d. h. mit den Teilnehmern Bewegungsformen zu finden und durchzuführen. Dabei wird über die Entspannung der Bewegung zum AT geführt. Das AT ist erst dann autogen, wenn der Übende die Übungen selbst gestaltet. Alle anderen Formen gehören in den Bereich der Hypnose.

Es kommt hier der natürliche Rhythmus, die ausdrucksvolle Bewegung als Ergänzung zur Sprache zum Ausdruck. Diese Methodik wirkt sich nach meinen Erfahrungen weit besser aus, als ein monotones Sprechen, das an Vokabellernen erinnert. Junge Übungsleiter, noch unsicher und befangen, nicht aus sich herausgehend, haben es dann schwer, einen Kurs aus ganzheitlicher Sicht zu erfassen, wodurch Hemmungen leichter überwunden werden. Auch für den Kollegen selbst ist dies wichtig, da er so besser in die Arbeit des Lehrens hineinwächst. Daher ist die Forderung berechtigt, erst selbst mutig, sicher und frei zu sein, das AT zu beherrschen und dieses erst dann als Lehrer zu vermitteln. Ich gestalte jetzt das AT, wie ich es in der Gruppenarbeit durchführe.

Und ehe wir nun zur Praxis übergehen, wäre es schön, wenn Sie sich vorstellten und Ihren Teilnahmegrund oder auch Ihre Erwartungen an das AT zum Ausdruck bringen.

Vorstellung der Seminarteilnehmer in der ärztlichen Fortbildung mit Gesprächsberatung

Kurt: Ich bin Chirurg. Die Arbeit ist, das weiß jeder, mit großer körperlicher Anstrengung verbunden. Früher hat mir das gar nichts ausgemacht. Zunächst brauche ich das AT für mich selbst, um mich schnell zu erholen, um mit meinen Kräften hauszuhalten.

Übungsleiter: Damit sprechen Sie genau den ersten Erfolg im AT an, jederzeit ab- und umzuschalten auf die Ruhe und damit Erholung und Entspannung zu erreichen. Das geht, wenn Sie das AT erst einmal beherrschen, in Sekundenschnelle vor sich – dort wo Sie sind, wo Sie stehen oder sitzen. Wir sprechen vom „Schnellumschaltungsphänomen", das man zu jeder Zeit anwenden kann.

Eberhard: Ich habe eine große Allgemeinpraxis, viel Betrieb und wenig Zeit, das sagt ja schon alles. Ich lebe ständig im Streß, irgendetwas ist immer los. Und wenn dann zu Hause auch noch etwas schief läuft – und das ist nicht wenig – ich habe 4 Kinder – dann habe ich das Gefühl, ich schaffe es nicht mehr.

Übungsleiter: Ich glaube sicher, Sie werden vom AT her eine Hilfe bekommen, in Ihrem persönlichen und in Ihrem beruflichen Bereich. Sie können damit über der Situation stehen, Schwierigkeiten aller Art, Probleme und Konflikte besser bewältigen. Auch lernen Sie es, Ihre Zeit gut einzuteilen, mit Ihren Kräften umzugehen, also den Streß zu bewältigen.

Eberhard: Ich möchte das AT im Rahmen meiner Praxis anwenden, v.a. bei den Patienten, bei denen man zu keiner Diagnose kommt, bestenfalls die vegetative Dystonie feststellt, und für die ist das richtig.

Ilse: Das ist auch mein Wunsch, den ich als praktische Ärztin habe. In den letzten Jahren begegne ich so vielen Menschen mit Problemen, die nicht bewältigt werden, aber negative Auswirkungen auf die Gesundheit haben. Hier könnte das AT, richtig eingesetzt, hilfreich sein. Das möchte ich lernen. Außerdem bin ich selbst ziemlich nervös und schlafe schlecht.

Übungsleiter: Gut ist es natürlich, wenn Sie selbst das AT im Rahmen Ihrer Praxis durchführen können, zunächst am besten mit den Patienten, die noch nicht im eigentlichen Sinne krank, aber nicht mehr gesund sind. Hier besteht die Chance, sie nicht mit Medikamenten zu belasten, in einer Zeit, wo sie sich selbst noch in den Griff bekommen können.

Peter: Das begrüße ich als Internist besonders, damit können wir den Tablettenkonsum abbauen, besser, ihn gar nicht aufkommen lassen.

Margarete: Aber es ist doch wohl nicht der Sinn des AT, die pharmakologisch wirksame Praxis auszuschalten!

Übungsleiter: Natürlich nicht – die kurative Seite wird immer gewahrt. Und manche Tabletten wirken auch als sog. Brückenmedikamente, mit denen man in das AT einführen, auch den übersteuerten Verbrauch von vornherein abbauen kann.

Margarete: Das macht aber in der Praxis mehr Arbeit, und für den, der psychologisch nicht genügend Grundwissen hat, ist es auch schwierig.

Übungsleiter: Das stimmt schon, und deshalb empfehle ich in Ergänzung zum AT immer das *Gespräch,* für die größere Gruppe das *Gruppengespräch – beratend –,* die jeweils aufgekommene Problematik einbeziehend. Für die therapeutische Gruppe sollte es für den Patienten das „Akzentgespräch" sein, das *Einführungsgespräch,* weiter das *begleitende Gespräch,* einzeln und in der Gruppe, dann das *Schlußgespräch* einzeln und auf Wunsch auch für den einzelnen in der Gruppe. Es geht ja nicht nur darum, die psychosomatischen Störungen abzubauen, sondern auch darum, den neuen Weg für den einzelnen herauszufinden und durch eine gezielte Programmierung Meilensteine zu setzen.

Ein solches Vorgehen gehört zu den aufhellenden Behandlungsformen, bei denen ich – auf welchem Weg auch immer – suggestiv gesteuert eine Arbeit in einzelnen Schichten vornehmen kann, eine Therapie, die aus der Sicht des AT verstanden wird, wobei Sie Ihren Weg finden müssen.

Ralph: Und genau das ist mein Anliegen. Ich befinde mich noch in der Facharztausbildung zum Psychiater und habe bemerkt, daß das AT eine gute Grundlage und Ausgangsbasis für eine spezifische Behandlung sein kann. Wir Assistenten sind alle aufgefordert, das AT zu erlernen, für uns selbst, später aber auch für den therapeutischen Einstieg im Rahmen der Praxis.

Horst: Ich bin als Allgemeinarzt tätig und habe eine große Kassenpraxis. Ich bin oft 16 Stunden im Einsatz und häufig übermüdet. Daher möchte ich mich schnell erholen können, v.a. wieder richtig schlafen lernen.

Übungsleiter: Das können Sie mit dem AT erreichen, zu jeder Zeit Kraft auftanken; doch vor Zerreißproben kann ich nur warnen. Wir lernen vielmehr, unseren natürlichen Rhythmus wiederzufinden, auch jede Zeit zur Ruhepause zu nutzen; physiologische Gesetze sind nicht aufgehoben.

Wolfgang: Mir persönlich geht es darum, mit dem AT mehr Intensität in meiner Arbeit zu erreichen. Dabei muß ich mein Konzentrations- und Leistungsvermögen steigern, was für meine chirurgische Tätigkeit sehr wichtig ist. Abgesehen davon habe ich vor, das Rauchen aufzugeben.

Gerhard: Aber – und das ist für mich als Zahnarzt äußerst wichtig – man kann in den Ruhepausen der Kurzzeiterholung wieder vollkommen regenerieren, wieder da sein, als hätte man eine ganze Nacht geschlafen. Das habe ich mir sagen lassen, so berichteten es die Kollegen, die das AT erlernt haben, und deshalb bin ich hier. Auch ist die einseitige Körperhaltung in unserem Beruf ja so ermüdend, und am Ende des Tages ist man schön „lahm". Dabei muß man sich ja immer konzentrieren, das ist nicht leicht.

Übungsleiter: Ich glaube, auch Sie kommen wie alle Kollegen mit dem AT zu Ihrem Recht – darum lassen Sie uns mit den Übungen beginnen.
    Ich fasse noch einmal zusammen: Das AT ist eine Methode der konzentrativen Selbstentspannung, mit der es gelingt, jederzeit und überall ab- und umzuschalten auf die Ruhe. Es ist die kleine Psychotherapie – und damit eine gesunde Basis für
1) *Ruhe und Erholung,* der erste Erfolg im AT.
    Darüber hinaus gelingt es,
2) *Organe und Organsysteme* zu beeinflussen und ergänzend dazu
3) die *Praxis der Selbsthypnose*, also eine Programmierung im körperlichen und geistigen Bereich vorzunehmen. Um diese ersten Forderungen an sich selbst zu erfüllen, müssen die Übungen der Unterstufe des AT beherrscht werden.

Arbeitsbegriffe im autogenen Training (Wiederholung)

Um diese zu erlernen und zu üben, möchte ich Ihnen noch einmal die
Arbeitsbegriffe vorstellen, auf deren Grundlage wir üben:
1) *die Abstandsgewinnung* zum Tag, seinen Schwierigkeiten und Problemen sollte gefunden werden;
2) *die konzentrative Vorstellung* ist wegbereitend zum AT, d.h. man stellt
sich etwas vor – z.B. ein Erinnerungsbild, eine Landschaft oder ein
Traumbild, und es folgt
3) *die konzentrative Einstellung*. Damit ist man fähig, konzentriert einen
Programmpunkt anzusprechen, ein Organ zu beeinflussen oder sich
positiv auf ein Ziel einzustellen, z.B. dann, wenn Konzentration und
Leistung gefördert werden sollen. Der Mensch lernt es, mit Konflikten
und Problemen besser fertig zu werden. Er selbst unterliegt einem Reifungsprozeß, bei dem er sich selbst findet.
Das AT dient somit der Persönlichkeitsentfaltung, und der Mensch lernt
es, bewußt zu leben.

Das AT ist jedoch keine Religionsform, keine Weltanschauung, keine
Sensation und kein Sofortwunder. Es gibt dem Übenden die Möglichkeit,
sich selbst zu finden und damit körperlich und geistig gesund zu bleiben.

Einstieg – mit Bildvorstellungen

Und nun üben Sie mit mir!
Dazu ein Bild:

> Auf sommerwarmen Steinen tasten sich meine Füße voran, das Wasser suchend,
> was Frieden bringt.
> Ruhig, gelöst, entspannt empfinde ich Ruhe und mit ihr die Unendlichkeit des
> Weges, der in die Entspannung führt.
> Der Traum der Wirklichkeit ist nah und ewig sein Vermächtnis.

Der Arzt, der mit dem AT beruflich umgeht, sollte eine psychologische
Vorbildung haben, auch die Zusatzbezeichnung „Psychotherapie" führen
oder in seiner Praxis mit einem Psychologen zusammenarbeiten. Bilder
werden lebendig in phantastischer Gestaltung:

> „Der gläserne Vogel der Phantasie wird wach, fliegt in den aufleuchtenden Mor-
> gen, wie in die Dämmerung des Abends, und alle Farbnuancen fluten über die
> Welt.
> Der Himmel ist weit gespannt und weiße Wolken segeln dahin – ich mit ihnen.
> Das Traumschiff läßt mich erahnen, was in der Tiefe brodelt – in der Entspan-
> nung bin ich – ich selbst.

Ruhig, gelöst, entspannt – erfüllt von innerem Frieden – empfinde ich Dynamik und Harmonie, im schwingenden Rhythmus des Seins; dankend nehme ich dieses wahr.
Ruhig, gelöst, entspannt.
Die Geschichte vom „gläsernen Vogel" geht zu Ende – übrig bleiben Hoffnung, Wahrheit und Liebe, die mein Leben bestimmen!

Das Erlebnis kann der einzelne haben, oder auch in der Gruppe stellt sich ein solches Erleben ein. Hier sind individuelle Einstimmung und Erlebnisbereitschaft entscheidend.

Meer – Unendlichkeit, Weite. Seine Wogen rollen an den Strand, im warmen Sand ruhen deine Füße.
Du spürst den Salzgehalt der Luft auf den Lippen.
Du fängst auf der Sonne erste und letzte Strahlen.
Du bist voll Kraft, voll Erwartung, dynamisch in dir ruhend.
Du empfängst Kräfte aus dem Quell der Tiefe.
Ruhig, gelöst, entspannt fühlst du dich, und das Meer singt – du bist frei, du bist du selbst.

Mit diesen Ausführungen bin ich den persönlichen Empfindungen nachgegangen, die jeder versteht, der das AT erleben kann.

Oft kommt das auch in einer Gedichtform zum Ausdruck, z.B. im Frühlingsgedicht von Goethe:

Wie im Morgenglanze
Du rings mich anglühst,
Frühling, Geliebter!
Mit tausendfacher Liebeswonne
Sich an mein Herz drängt
Deiner ewigen Wärme
Heilig Gefühl,
Unendliche Schöne!

Daß ich dich fassen möcht
In diesen Arm!

Ach, an deinem Busen
Lieg ich, schmachte,
Und deine Blumen, dein Gras
Drängen sich an mein Herz.
Du kühlst den brennenden
Durst meines Busens,
Lieblicher Morgenwind!
Ruft drein die Nachtigall
Liebend nach mir aus dem Nebeltal.

Ich komm, ich komme!
Wohin? Ach, wohin?

Hinauf! Hinauf strebt's.
Es schweben die Wolken
Abwärts, die Wolken
Neigen sich der sehnenden Liebe.
Mir! Mir!
In euerm Schoße
Aufwärts!
Umfangend umfangen!
Aufwärts an deinen Busen,
Alliebender Vater!

Nachdem sich die ersten Wogen um das AT geglättet haben, ist doch eines geblieben: die Erkenntnis, daß das AT dem Übenden einen Schlüssel zu seinen in ihm angelegten Kräften gibt, die er aktivieren kann, mit denen er imstande ist, gesund zu werden und zu bleiben. Und schon deshalb ist eine weitere Verbreitung dieser Methode so wünschenswert.

In welcher Weise auch der Übungsleiter gefordert wird, immer sollte er die Situation erkennen und beherrschen. Wenn auch das AT selbst stets nach der vorgegebenen Richtschnur der Übungen ablaufen muß, so sollte der Einstieg mit folgenden Erklärungen und Beispielen wechselweise aus dem Hintergrund der Erfahrungen geschöpft und möglichst auch mit praktischen Demonstrationen belegt werden. Man muß es sich selbst immer neu gestalten und interessant machen, mit Überzeugung lehren, so daß eine Übertragung auf den Lernenden stattfindet, belegt von einem Wissen und Können, das faszinierend ist. Fasziniert lehren, bedeutet auch für die Teilnehmer fasziniert lernen.

Dabei muß man sich im klaren sein, daß gerade mit Vorstellung von Beispielen, Einblendung der ruhig vorgesprochenen Vorsätze, auch Schilderungen von Bilderlebnissen, der Weg zum AT – speziell zu den Übungen – suggestiv vorbereitet und angelegt wird und erst später in das *autogene* Training, in das „aus sich selbst erzeugte Üben" führt. Dabei helfen Stimmungsbilder:

> Bunte Schmetterlinge fliegen über eine Wiese, Blütenträume steigen auf, in ihren Farben sprüht das Leben. Licht und ruhig, hell und gelassen spür' ich das Leben mit der Bereitschaft, das zu sein, was ich bin.

Übungen des autogenen Trainings

Ruheeinstellung
Nehmen Sie die Entspannungshaltung ein, im Sitzen oder im Liegen. Die Beine stehen leicht gespreizt fest mit den Füßen auf dem Boden. Die Arme liegen so auf den Innenseiten der Oberschenkel, daß die Hände locker herunterhängen, sich aber nicht berühren. Im Sessel liegen die Arme auf den Lehnen; oder aber Sie liegen auf dem Rücken, die Arme neben dem Körper leicht angewinkelt; die Beine sind locker gestreckt, die Füße klappen auseinander. Schließen Sie die Augen! Stellen Sie sich auf die Ruhe ein. Versuchen Sie, die Ruhe zu entdecken, zu finden, zu genießen. Stellen Sie sich ein Bild vor - aus der Erinnerung, aus den Ferien - ein Bild, in das Sie sich hineinträumen, oder aber schreiben Sie in Gedanken den Satz auf eine Tafel oder auf ein Blatt Papier: „Ich bin vollkommen ruhig".
Ein wandspruchartiger Leitsatz läuft vor Ihnen ab. Und nun horchen Sie innerlich auf den Klang der Worte:
- Vollkommen ruhig -
- Ich bin vollkommen ruhig -
Die Ruhe „klingt", „schwingt", „tönt". Die Ruhe umgibt uns wie ein weicher, warmer Mantel.
- Vollkommen ruhig -
„Om" - das heißt so viel wie allumfassend. Stellen Sie sich die Ruhe vor. Machen Sie in der Vorstellung einen Gang über eine Wiese oder durch einen Wald, und Sie empfinden die Ruhe.
- Ich bin vollkommen ruhig -
- vollkommen ruhig, gelöst, entspannt -
Jetzt bitte zurücknehmen, kräftig die Arme anwinkeln, durchatmen und die Augen wieder auf!

Mit diesem Versuch habe ich Sie in die Ruhe geführt. Was Sie auch stört - Sie müssen es lernen, Geräusche zu überhören. Eine kleine Formel als Hilfe:
- Geräusche gleichgültig -.
Sie sollten sich einfach „lassen", nicht dagegenstemmen und auf diese Weise keine Hemmungen aufbauen, vor allem nichts wollen. „Wer es gelernt hat, sich zu lassen, wird gelassen". Es gilt, eine sog. indifferente

Haltung einzunehmen. Lärm aus der Außenwelt können Sie vorübergehend auch mit Hilfe von „Oropax" ausschalten.

Versuchen Sie immer wieder, die Ruhe zu finden. Die störenden Gedanken verschwinden allmählich, der Kopf wird immer freier, der Kopf ist klar. Es ist so, als erreichten Sie eine Insel der Besinnung und Sammlung. Sie können sich aber auch ein für Sie beruhigendes Bild vorstellen: Sie liegen z. B. auf einer Wiese oder befinden sich auf dem Gipfel eines Berges oder im Wald. Der Himmel ist weit gespannt, und Sie überblicken ein Tal, aus dem Ruhe und Freude auf Sie zukommen.

Sie haben jetzt Abstand gewonnen zum Tag, zu seinen Forderungen und Schwierigkeiten. Die Gedanken weichen zurück. Sie schauen ihnen zu, und allmählich tritt eine Gedankenebbe ein. Sie sind tief innen ruhig und schließen Frieden mit sich selbst.

Jeder Übende erlebt „seine" Ruhe und „sein" Bild, was diese Ruhe unterstreicht.

- Ich bin vollkommen ruhig -

- vollkommen ruhig -

Diese Formulierung realisiert sich. Und ehe wir uns mitteilen, stellen wir uns auf die Schwere ein.

Schwere

Die Schwereempfindung - zunächst der Arme und Beine - unterstreicht die Ruhe. Die Ruhe wird vertieft empfunden.

Konzentrieren Sie sich auf einen Ihrer Arme, am besten auf den Arbeitsarm. Zunächst mit „mein", denn es ist ja Ihr Arm, der angesprochen wird. Später erfolgt fast von selbst die Umwandlung in die Neutralität der Arme oder einfacher

- rechter Arm schwer -

- Mein Arm ist schwer, rechter, linker Arm schwer -

- beide Arme schwer -

- schwer -

- rechtes Bein, linkes Bein schwer -

- beide Beine schwer -

- Ich bin ganz schwer - schwer -

- vollkommen ruhig, gelöst, entspannt - schwer, schwer -

Sie sind so schwer wie Blei, wie ein großer Stein,

- schwer, gelöst, entspannt -

- vollkommen ruhig, gelöst, entspannt - schwer, schwer -

Mit der von J. H. Schultz vorgegebenen Übungsweise wird die Schwerübung stufenweise über die Arme und Beine erreicht. Es heißt, der rechte, später der linke Arm ist schwer, dann das rechte, das linke Bein ist schwer.

Ich sage zunächst bewußt innerlich
– mein rechter Arm, mein rechtes Bein ist warm –
Der Übende, der sich in das AT hineinfinden muß, ist noch „Ich-
gebunden". Erst allmählich lernt er es, sich vom Ich zu lösen, und dazu
lasse ich ihm Zeit. Er wächst in die Formel
– Arme schwer – Beine schwer –
von selbst hinein, um später einfach zu formulieren
– schwer, warm –.
Er wird gelassen, in sich ruhend. Je nachdem, wie man die Schwere emp-
findet, kann man auch gleich die Formel wählen:
– Meine Arme sind ganz schwer – Arme schwer –
– Beine schwer –
– Der rechte Arm, der linke Arm ist warm –
– Das rechte Bein, das linke Bein ist warm – schwer, warm –
Diese Stufen muß jeder selbst finden, bis die Schwere und nachfolgend
auch die Wärme generalisiert sind. Und nun nehmen Sie bitte zurück:
Arme fest, Hände zu Fäusten ballen, recken, strecken, durchatmen, Augen
auf!
Nun sind Sie wieder da.
Sie haben die ersten beiden Übungen des AT erlebt, sich auf Ruhe und
Schwere konzentriert. Sie müssen nun üben, täglich 2- bis 3mal, möglichst
immer zur gleichen Zeit. Verwenden Sie nicht mehr darauf als ca.
2–3 Minuten, aber nicht unter Zeitdruck. Die Muskeln werden angesprochen, gelöst, und fast von selbst folgen jetzt die Schwere- und die Wärmeempfindung.

Wärme
Die Konzentration auf die Wärme erfolgt wie bei der Schwereübung über
Arme und Beine bis zur Gesamtwärme. Mit Hilfe des vegetativen Nerven-
systems sind wir fähig, unsere Gefäße zu entspannen.
Dies geschieht zunächst in den Armen, Händen und dann in den Beinen
und Füßen.
– Mein rechter, linker Arm ist ganz warm –
– Meine Handinnenflächen sind warm –
– beide Arme warm –
und meist greift das Wärmeempfinden schnell auf die Beine über. In den
Füßen bemerkt der Übende bald ein Kribbeln und Prickeln.
– Der rechte Arm ist warm, der linke Arm ist warm –
– Arme warm, Füße warm –
Diese Wärmeübung ist wirksam bei vegetativen Kreislaufregulations-
störungen, ist eine Hilfe bei Erröten und Erblassen, Frieren sowie bei

Durchblutungsstörungen vegetativen Ursprungs. Untersuchungen der Temperaturerhöhungen (nachgewiesen durch Konjetzny, Innsbruck, und Eberlein, Leverkusen) mit der Wärmeübung des AT haben ergeben, daß die Temperatur um 1–2 °C erhöht werden kann. Die Wärmeübung ist damit eine Form der Durchblutungsförderung. Wer sie in Verbindung mit der Atemeinstellung und der Sonnengeflechtsübung vollkommen beherrscht, ist dadurch fähig, die Sauerstoffaufnahmekapazität zu erhöhen und damit die innere Atmung zu intensivieren.

Patienten, die sehr unruhig und muskulär verspannt sind, sprechen oft schon in den ersten Übungsstunden gut an. Sie müssen nur bereit sein, sich „lassen" zu können. Das Prinzip im AT ist es, „alles geschehen zu lassen". J. H. Schultz übte nach kurzer Information mit uns nur in der Stille, sah aber im Laufe der Jahre, daß man dem Übenden eine Brücke bauen sollte, ihm sozusagen eine „Lotleine" geben, mit deren Hilfe er besser „tieftauchen" kann. Der beste Übungsleiter ist jedoch derjenige, der immer sparsamer mit seinen Worten wird, der sich zum Schluß ganz zurückzieht. Wie und wann, empfindet er selbst, denn jeder Übungsleiter macht seine Erfahrungen und findet seine eigene Übungsform. Der Inhalt des AT bleibt natürlich derselbe.

Ich erkläre den Teilnehmern, die in keiner Weise vorgebildet sind, die Funktion der Gefäße, das Kreislaufsystem und gehe auch kurz auf die Blutbeschaffenheit ein. So wird von der Physiologie ausgehend ein gewisses Verständnis hergestellt.

Bei Informationsvorträgen in größerem Kreis vermittle ich ein Basiswissen, was ich durch entsprechende Filme und Dias unterbaue.

J. H. Schultz betonte immer, daß das AT eine der gesunderhaltenden und gesundheitsfördernden Maßnahmen ist. Im Rahmen meiner Arbeit hat daher das AT eine Schlüsselstellung innerhalb der Gesundheitsvorsorge. Informative Gesundheitsvorsorge allein ist wenig gefragt. Veranstaltungen dieser Art werden weniger besucht, schon deshalb, weil auch Funk und Fernsehen auf dem Gebiet der Gesundheitsaufklärung und -erziehung arbeiten, ebenso die Presse. Das AT, das jedoch immer im zwischenmenschlichen Bereich stattfindet, eröffnet andere Zugänge zu praktischer Gesundheitsvorsorge aus ganzheitlicher Sicht, die – individuell angelegt – ihre Wirkung haben (vgl. Eberlein 1986 b).

Und nun üben Sie mit mir die *Wärmeeinstellung*.

Nehmen Sie die *Entspannungshaltung* ein. Machen Sie einen Seufzer

der Erleichterung. Konzentrieren Sie sich auf die *Ruhe*. Schreiben Sie
innerlich den Satz
– Ich bin vollkommen ruhig, vollkommen ruhig –
auf eine Tafel, auf ein Blatt Papier. Ein Bild kommt Ihnen entgegen. Sie
sind vollkommen ruhig. Sie befinden sich auf der Insel der Besinnung und
Sammlung.
– Vollkommen ruhig –
– beide Arme sind schwer, ganz schwer –
– beide Beine schwer, schwer –
– ich bin ganz schwer, schwer –
    Und mit der *Schwere* stellt sich bereits die *Wärme* ein:
– Der rechte Arm ist ganz warm –
– rechter Arm warm –
– Der linke Arm ist ganz warm, beide Arme warm –
– Beide Beine warm, ich bin ganz warm –
– Arme, Beine warm, Hände, Füße warm –
– Ich bin ganz warm, warm, warm –
    Und nun bitte zurücknehmen! Hände zu Fäusten ballen, Arme fest
anwinkeln, sich räkeln, strecken und dann die Augen aufmachen! Am
Anfang sollten Sie sich täglich 6- bis 7mal die konzentrative Einstellung
geben. Das Training sollte – wie schon einmal betont – anfänglich
2–3 Minuten nicht überschreiten. „Und wie weiß ich, wieviel mal ich mich
innerlich konzentriert habe?", fragte ein Kollege. Nun, achten Sie einmal
konzentriert darauf, dann stellt sich das innere Zeitgefühl von selbst ein.
Schon mit der Schwere- und Wärmeübung ist der Mensch fähig, Verspannungen und Verkrampfungen zu lösen, körperlich und geistig. Es ist der
erste Schritt zu sich selbst, zu innerer Freiheit im Denken und Handeln.

Fallbeispiel

Ursula, eine 34jährige Lehrerin wurde vorgestellt. Sie gab an, vor
Erlernen des AT unsicher und angstvoll gewesen zu sein. Sie habe
sich nichts zugetraut und sei bei jeder Gelegenheit rot geworden.
Das fiel auch den Schülern auf, die insgeheim, aber auch z. T. offen
darüber spotteten. Dies war für Ursula so deprimierend, daß die
Angst vor der Schule und ihren Forderungen immer größer wurde.
Auch schlief sie schlecht. Und bei der sich ständig steigernden
Angst, rot zu werden, war das Erröten in ihrem Denken so beherr-
schend, daß ihre Leistungen immer schlechter wurden. Auch sie

erlernte das AT im Therapiebereich der Praxis mit Gesprächen begleitet. Ursachen der Angst und Unsicherheit, die augenscheinlich keinen anderen Grund hatten als Erfahrungsmangel und Sorge, sich zu blamieren, wurden aufgezeigt und dabei die von I. H. Schultz sogenannte „organismische Umschaltung" vollzogen.

Ursula lernte schnell, ihr Gefäßsystem zu beeinflussen, das Blut in die Fußsohlen zu lenken – nach dem Motto von Schultz „Es sieht ja keiner, wenn die Füße rot werden" – und wuchs zunehmend über sich selbst hinaus. Die Motivation, das AT zu lernen, war für Ursula das Rotwerden, der Erfolg war aber viel mehr als dessen Beseitigung. Ursula erzählte freimütig in der Ärztegruppe, daß sie ein ganz anderer Mensch geworden sei, mutig und frei.

Wesentlich sei die Beseitigung der grundlosen Angst, die sie in all ihren Entscheidungen gehemmt habe. Auch hatte sie verstanden, daß sich eine solche Angst (Angst kommt aus dem lateinischen, „angustus" = eng) auf ihr Gefäßsystem gelegt hatte, das sozusagen als Seismograph der Seele reagiert hatte.

Dieses Beispiel zeigt deutlich die psychisch-emotionalen Beziehungen im organischen Bereich und damit auch die psychosomatischen Störungen, deren Beseitigung ein Leben glückhaft verändert. Dies ist deshalb so beachtenswert, weil sich die ersten Erfolge bereits im Anfang des Unterstufentrainings – hier bei der gezielten Wärmeübung – einstellten. Ursula hatte Angst, sie hatte vegetative Fehlhaltungen, Neurosen mit Fehlleistungen. Hier handelte es sich um eine Randneurose, die – welcher Herkunft auch immer – mit dem AT aus der Sicht gezielter Thematik meistens gut anzusprechen ist.

Fallbeispiel

Harald, ein 35jähriger Mann, Führungskraft in einem Betrieb, schwitzte bei jeder Gelegenheit. Immer wenn Besprechungen anstanden, Besucher in den Betrieb kamen, regte sich Harald so auf, daß er anfing zu schwitzen. Als er mir die Hand gab, spürte ich nicht nur die feuchte Hand, sondern stellte fest, daß der Ärmel feucht war. Also wurde es dringend Zeit, etwas Entscheidendes zu tun. Das

Entscheidende in diesem Fall war es, ihm zu Selbstvertrauen zu verhelfen, damit er ruhig und mutig seine Aufgaben anpacken konnte. Denn auch er hatte Angst, und sein vegetatives Nervensystem reagierte mit „Schwitzen", mit Erhöhung der Tätigkeit der Schweißdrüsen.

– Ruhig, mutig, gelöst, entspannt, schwer, warm –
das war die Führungslinie. Der Erfolg blieb lange aus, und zwar deswegen, weil Harald den Erfolg unbedingt wollte. Der Wille mußte aber jetzt zurückgestellt werden. „Es geschieht von selbst" – in diesem Fall das Trockenwerden der Hände. Er mußte überzeugt werden, daß er seine Aufgaben schaffen würde.

– „Mutig schaffe ich es, sagte er sich –
ein kleiner Satz, der bei ihm intensiv wirkte. Dieser Satz, täglich innerhalb der Übung einprogrammiert, führte dann endgültig zur Lösung seines Komplexes, der durch eine überstarke Mutterbindung verstärkt war. Nach einem halben Jahr hörte alles Unangenehme auf. Positiv und froh stand er seiner Arbeit vor, und der Erfolg half ihm weiter.

Atemeinstellung

Selbstverständlich ist die Atemeinstellung im AT – das passive Atemerlebnis – zur Abrundung der ersten 3 Intensivübungen wesentlich. Schon zu Beginn der Übungen habe ich den erleichternden Seufzer vorgestellt, der wichtig ist für die Abstandgewinnung, das Vertrauen darauf, es zu schaffen; die Ruhe wird damit wirkungsvoll eingeleitet. In der eigentlichen Atemübung, die ich an die 4. Stelle gerückt habe, um damit eine gewisse Abrundung der ersten Übungen kenntlich zu machen, erlebt der Übende sich selbst, horcht in sich hinein, auch auf seine Atmung. Er ist ganz still dabei – wir machen nichts selbst, so hat J. H. Schultz den Einstieg zur eigentlichen Atemform „empfunden" und wie folgt ausgedrückt:
– Atmung ganz ruhig – Es atmet mich –
– Atmung ganz ruhig – Es atmet mich –
    Und wer das musikalisch empfinden kann, macht mit der rechten oder linken Hand die schwungvolle Kurve – wie eine Sinus-Cosinus-Kurve aus der Mathematik – schwingend in die Luft, rechts und links vor dem Körper. Ruhig herauf und herunter vertiefend fühle ich, wie ich geatmet werde. Und das ist die Hinführung, die J. H. Schultz meint. Nicht ich bin

es, der atmet, ich werde geatmet! *Es* – das steuernde Prinzip in mir – läßt mich atmen, läßt mich leben. Und hier werden wir an die Ehrfurcht vor dem Leben herangeführt – so wie es Goethe schon ausgesprochen hat:

> Im Atemholen sind zweierlei Gnaden:
> Die Luft einziehen, sich ihrer entladen;
> jenes bedrängt, dieses erfrischt,
> so wunderbar ist das Leben gemischt.
> Du danke Gott, wenn er Dich preßt,
> und dank' ihm, wenn er Dich wieder entläßt
> (Goethe: *West-östlicher Diwan*).

Die Atemübung führt in die Stille, führt in die tiefe Ruhe, in die Entspannung und damit zu den inneren Kräften des Lebens. Diese Übung im geistigen Bereich wird jedoch erst viel später verstanden.

Richtig ist es, an dieser Stelle des AT auch den physiologischen Vorgang der Atmung zu erklären.

Der Mensch von heute atmet oft so schlecht, daß er bei dieser Atmung verhungern könnte. Er ist sich seiner Atmung nicht bewußt, weiß nicht, ob die Brust- oder Bauchatmung richtig ist, atmet so wenig aus und so wenig ein, daß er immer knapp an der Sättigungsgrenze ist. Das beweist die Prüfung der Vitalkapazität: das Verhältnis von Einatmungs-, Ausatmungs- und verbleibender Restluft stimmt nicht. Schwierig wird es dann, wenn falsch verstandene Atemkommandos, die nicht aus der Ganzheit kommen, den inneren Rhythmus des Menschen in Unordnung bringen, d.h. die Harmonie stören. Deshalb lasse ich die Übenden an dieser Stelle bei geschlossenen Augen die Hände auf den Oberbauch legen. Und wer verkrampft, verspannt ist, den fordere ich auf, sich mit dem Rücken auf 4 gegeneinander gerichtete Weinflaschen zu legen, auf die man eine Wolldecke vierfach gefaltet legt; der Übende muß dann richtig atmen und merkt es auch. Ich erkläre auch noch den physikalischen Vorgang der äußeren Atmung, und die innere Atmung, die Abgabe von Sauerstoff an die Zellen; ggf. zeige ich auch Bilder von Lungen und dem Bronchialsystem. Ich führe als Beispiele das Verschlucken, die Bedeutung der Tätigkeit der Lungen, auch die Bronchitis an, um die Atmung als Lebensvorgang bewußt zu machen. Wenn ich weiß, daß an Asthma Interessierte oder in der therapeutischen Gruppe Asthmapatienten sind, so gehe ich mit einfachen Worten kurz auf die Erkrankung „Bronchialasthma" ein, verweise aber hier auf den therapeutischen Stellenwert des AT. Es wird hier vom Arzt individuell im Rahmen der Therapie eingesetzt und überwacht.

– Ich lasse mich atmen – *Es* atmet mich –

Da, wie ich am Anfang ausgeführt habe, das AT mit einer Abstandsgewinnung, der konzentrativen Vorstellung, der konzentrativen Einstellung

gelehrt wird, lege ich hier besonderen Wert auf eine Bildvorstellung, die
das von J. H. Schultz gewünschte passive Atemerlebnis wirksam macht:

> Ich sehe, wie die Ähren eines Kornfeldes sich im Wind neigen, die sonnengelbe
> Farbe beeindruckt mich. Oder ich beobachte die hohen Gräser einer Wiese.
> Auch stehe ich am Strand des Meeres und verfolge das An- und Abrollen der
> Wellen. Im ruhigen Bewußtwerden der Atmung erfasse ich ihren Rhythmus und
> bin dankbar.

Atem-/Entspannungsübungen

Sie stehen mit leicht gegrätschten Beinen, lassen die Arme und Hände lok-
ker herunterfallen, holen mit Händen und Armen gewissermaßen die Luft
von oben aus der Mitte her, strecken die Arme nach oben und lassen sie
seitlich herunterfallen, dabei stöhnen, singen, seufzen Sie den Buchstaben
A-A-A; oder Sie schwenken locker – den Körper drehend – die Arme zur
Seite, nach rechts und nach links, singen rhythmisch -A-, und atmen
solange Sie können den Buchstaben aus. Die Einatmung geht von selbst.
Oder aber Sie malen wie die Kinder ein O vor dem Bauch. Mit der rechten
Hand zeichnen wir den herunterfallenden und den wiederaufsteigenden
O-Schenkel, wechseln dann den Arm und malen schließlich mit beiden
Armen das O in der Mitte aus. Oder aber wir malen nach beiden Seiten,
nach außen abfallend, in der Mitte aufsteigend, das staunende O.

Auf allen Vokalen können Sie mit natürlichen Bewegungsformen, die
gewissermaßen von selbst kommen, ausatmen, singend ausatmen.

Wir müssen uns in den großen Rhythmus der Atmung einfügen. Sie
atmen sich frei, Sie gehen aus sich heraus und wissen doch um die Begren-
zung im großen Rhythmus der Atmung. Haben Sie aktiv die Atmung
unterstrichen, kehren Sie in die Ruhe zurück. Legen Sie beide Hände auf
die Leibesmitte und spüren Sie Ihre Atmung als das passive Atemerlebnis.
Sie erleben sie noch eindrucksvoller, wenn Sie sich – wie schon erwähnt –
auf 4 mit einer Decke abgepolsterte Weinflaschen legen, jede in der
Gegenrichtung zur anderen. Verspannten Menschen kann man auf diese
Weise die Atmung nahe bringen.

In der ärztlichen Praxis kann man bei der Therapie asthmatischer
Zustände, der krampfartigen Verspannung der Atemwege, nur Erfolg
haben, wenn die Atmung als physiologisch-psychologisches Phänomen
erkannt und angesprochen wird. Letzten Endes drückt sich hier deutlich
die Zusammengehörigkeit, die Einheit der vegetativ-körperlichen Funktionen aus, deren Harmonie durch die geistigen Kräfte erhalten wird.

Wichtig für die Vermittlung der Atemübung ist auch die Erklärung der
Atemvorgänge:

- äußere Atmung, der physikalische Vorgang, Abgabe der Schlacken als Kohlendioxyd, Aufnahme von Sauerstoff aus der Luft;
- innere Atmung, Aufnahme und Abgabe von Sauerstoff in jeder Körperzelle bis in die äußerste Peripherie und Abtransport der Schlacken, Kohlendioxyd; Erhöhung der Sauerstoffaufnahmekapazität! Wie weit man noch auf die „Technik" eingeht, muß man nach dem Interesse der Teilnehmer entscheiden. Das Zwerchfell, das den Bauch- vom Brustraum trennt, in dessen spiegelnder Sehnenfläche die alten Griechen die Seele suchten, sollte vorgestellt werden. Die Teilnehmer sollten verstehen, daß weder Brust- noch Bauchatmung besser ist, daß vielmehr die Atmung ein ganzheitlicher Vorgang ist, bei dem der Körper mit Sauerstoff versorgt wird.

Atem ist Leben und Leben ist Atmung – ein Satz, der viel beinhaltet und Ehrfurcht vor dem Leben vermittelt.

Wenn man ergänzend aktives Bewegungstraining einbaut, um damit die Bedeutung der eigenen Aktivität zu unterstreichen, ist die Durchführung einer Wanderung (Terrainkur) mit Herz- und Kreislaufkontrolle angebracht, wobei der Kontakt in der Gruppe meist noch besser wird. Ich führe als Ergänzung zum AT fast immer Bewegungsübungen mit Musik durch, besonders auch kreatives Tanzen. Tanzgymnastik (meist unter Leitung von Tanzpädagogen) trägt hervorragend zur Lösung und Entspannung bei, körperlich und seelisch. Der Weg zu sich selbst wird angelegt und unterstrichen durch das Motto „Tanz, Gesundheit, Lebensfreude", wobei das AT *autogenes Training* bleibt, auch ohne Randaktivitäten; jedoch erleichtern und begünstigen diese den Einstieg. Zur Entspannung trägt auch das Rollenspiel bei, oft von der Pantomime ausgehend. Ist erst einmal die Hemmschwelle überschritten, so entwickeln sich auf dieser Ebene Überraschungen, Spontanreaktionen, die einen tiefen Einblick in die zwischenmenschliche Situation im Leben gewähren. Die Begegnung von Mensch zu Mensch wird damit angestrebt, die Evolution verborgener Spannungen ausgelöst und kreativ ein neuer Weg gefunden. Gelöste Entspannung, angereichert mit neuen Kräften der Konzentration, führt zum Ziel.

Das AT fordert nach diesen 4 Übungen
– Ruhe, Schwere, Wärme, Atmung –
den Menschen heraus, zeichnet neue Wege auf und hilft, den Menschen zum Menschen zu machen.

In welchem Lebensabschnitt auch immer diese tragende Grundlage zur Auswirkung kommt – der Übende findet und geht leichter seinen Weg, wenn er mit dem AT sein Selbstvertrauen steigern kann, und das ist auf

dieser Stufe der Fall. Atmung und Entspannung, Bewegungsformen kreativer Art kennzeichnen neue Wege der Entwicklung auf dem Weg, Mensch
zu sein. Der Mensch von heute denkt in unserer schnellebigen Zeit über so
etwas kaum nach. Und man muß eine solche Betrachtung mit Liebe und
Überzeugung darbringen. Ich erinnere mich noch an die Anatomiestun-
den meiner Studienzeit in Marburg. Der damalige Anatomieprofessor
Becher führte uns zur Betrachtung des Zwerchfelles mit dem Begleitsatz:
„Sehen Sie, in der glänzenden spiegelnden Sehnenfläche der Mitte, dem
Zentrum ... haben die alten Griechen die Seele gesucht." Und das
Zwerchfell als der große Atemmuskel, der den Brust- vom Bauchraum
trennt, wird erfaßt. Sie sollten ruhig Erklärungen über persönliche Erfahrungen abgeben – einfach, lebendig, natürlich. Das erhöht das Vertrauen.
Es findet psychologisch gesehen eine Übertragung statt, die nur dann
wirksam wird, wenn sie aus der Wahrheit und Überzeugung kommt. Und
daß die Atmung ein Vorgang ist, der Leben bedeutet, Leben ist, sollte entsprechend gewürdigt werden. Nie vorher ist das dem Menschen so bewußt
geworden. Wir sprechen damit seine inneren Kräfte an und wiederum die
Ehrfurcht vor dem Leben.

Ich erkläre die Funktion der Atmung, weise auf die Entspannung hin,
die in tiefer Ruhe erfolgt.
– Der Mensch wird geatmet –

Ich erkläre, welche Bedeutung ein Bewegungstraining als Vorübung
zum AT für die Atmung hat und weise auch auf das Zwerchfell hin.

Und nun üben Sie mit mir die Atemeinstellung. Sie ist als passives
Erlebnis in der Ruhe wirksam. Schon zu Beginn der Übungen erspüren
Sie die Atmung – nichts wollen, nichts denken, sich atmen lassen – einfach
ruhig aus- und einatmen –
– Es atmet mich –
Nehmen Sie Ihre Entspannungshaltung ein. Schließen Sie die Augen.
Seufzen Sie sich frei. Lassen Sie sich in die Ruhe hineinfallen. Vielleicht
kommt ein Bild auf Sie zu – innerlich –. Sie sehen den Himmel weit
gespannt, Wolken ziehen schnell dahin. Der Tag mit seinen Ereignissen
tritt zurück –
Sie haben Abstand gewonnen.
– Sie sind ruhig, vollkommen ruhig –
– ruhig, gelöst, entspannt –

> Des Menschen Seele gleicht dem Wasser.
> Vom Himmel kommt es –
> zum Himmel steigt es –
> und wieder nieder zur Erde muß es, ewig wechselnd.
> (Goethe)

– Ruhig, vollkommen ruhig sind Sie –
– gelöst, entspannt, ganz schwer –
– schwer, schwer –
– warm, ganz warm, warm –

Sie lassen es auf sich zukommen, *„es"*, das Steuernde in uns. Sie horchen in sich hinein.

– Atmung ganz ruhig –

Und der Wind weht über Wiesen und Felder. Die Halme neigen sich, ruhig schwingend.

– Atmung ganz ruhig –

Es klingt wie eine Melodie vom ewigen Sein, und Sie spüren, wie Sie geatmet werden

– Atmung ganz ruhig –
– *Es* atmet mich, *es* atmet mich –

Und im dynamischen Rhythmus der Atmung bin ich ruhig, frei und froh. Bilder kommen uns entgegen:

> Ich bin wie ein Vogel, der zum Fliegen abhebt,
> weit breite ich meine Flügel aus.
> Ich stehe am Meer, Wellen wogen auf und ab,
> der Himmel ist weit gespannt,
> es ist, als ob Himmel und Wasser sich in der Ferne berühren,
> so unendlich ist die Natur.
> Ich gehe über eine Wiese und steige dann langsam einen Berg hinauf.
> Die Wolken erglühen im Morgenrot der aufgehenden Sonne. Frieden liegt über
> dem Land, und verbunden mit der Natur, spüre ich den Atem des Lebens
> (erlebt während einer Bergwanderung im indischen Himalajagebiet).
> Es ist früher Abend. Im Vorschatten der Dämmerung sehe ich den Schäfer mit
> seinen Schafen. Er führt die Tiere zur Tränke, und bei diesem Anblick empfinde
> ich Ruhe und Frieden.

Und noch einmal:
– Ruhig, vollkommen ruhig –
Die Ruhe schwingt, „klingt", „tönt."
– Vollkommen ruhig, gelöst, entspannt –
– ruhig, schwer, schwer, schwer –
– warm, vollkommen ruhig, schwer, warm –
– warm, gelöst, entspannt, warm –
– vollkommen ruhig, gelöst, entspannt –
– schwer, warm –
– Atmung ganz ruhig, Atmung ruhig –
– *Es* atmet mich –
Und nun bitte zurücknehmen –
Hände zu Fäusten machen, Arme fest, anwinkeln, räkeln, strecken –

Augen auf! –

Und wieder da sein, frisch und fröhlich!

Sie können gerade diese Übung, wenn Sie Musik lieben, auch mit Musik einleiten, gewissermaßen sich selbst überbrücken (Kassette: Mozart, „Eine kleine Nachtmusik", Bach, „Brandenburgische Konzerte", 1. Teil, oder Zamfir, „Konzert für Flöte und Orgel"). Die Formulierung der Übungen

– vollkommen ruhig, schwer, warm –

– Atmung ganz ruhig –

– *Es* atmet mich –

sollte jedoch, und das ist wesentlich für ihren inneren Ablauf, frei von musikalischer Untermalung sein. Übungen des AT sollten in vollkommener Ruhe ablaufen. Jedoch zur Einleitung in die Atemübung eignet sich klassische Musik, besonders Sätze der „Salzburger Streichquartette" von Mozart. Auch Stücke von Gluck, Schumann und Beethoven eignen sich zur Einführung in das AT.

Das Atemerlebnis im AT ist individuell verschieden. Ob Sie sich über Stimmungsbilder, die mit Musik eingeführt werden und zur Übung überleiten, hineinfinden, oder ob Sie in der Ruhe verharren, ist Ihnen überlassen. Wenn wir an dieser Stelle die Arbeitsbegriffe noch einmal überdenken, so sind die Forderungen „Abstandgewinnung mit folgender konzentrativer Vor- und Einstellung" erfüllt.

Da viele Menschen nicht so phantasiereich sind, Erinnerungen ihnen nur zögernd kommen, muß ich als Übungsleiter helfen.

Es gilt hier, bei den Teilnehmern die Kräfte zu wecken, die oft unter der Maske verborgen sind. Und diese Maske abzunehmen, ehrlich zu sich selbst zu sein, ist eine Voraussetzung für den Erfolg des AT. Hier setzt bereits die Charakterreifung ein, die zur Persönlichkeitsbildung führt. Der Abstand zu den Kleinigkeiten des Alltags, der Wunsch zur Wahrhaftigkeit, gestattet eine Programmierung aus den geistigen Kräften, die den Menschen Mensch sein lassen.

Wenn eine solche Erfahrung auch erst nach eingehender Beschäftigung und konsequenter Durchführung der Übungen der Unterstufe Zeit braucht, so ist doch die Basis der konzentrativen Selbstentspannung gegeben, die die Beeinflussung der Organe und folgend auch die Programmierung für ein harmonisches menschliches Verhalten möglich macht und damit auch die Fähigkeit, die Gesundheit zu erhalten. Weit von der Wirklichkeit wegführend, kann das „Konzert für Panflöte und Orgel" von George Zamfir wirksam sein. Das Konzert erfreut sich zunehmender Beliebtheit – warum?

Für einen Menschen, den Musik anspricht, den Töne verzaubern können, öffnet die Flöte das Herz. Im schwingenden Rhythmus der singenden
Flöte wird man gleichermaßen verzaubert – fern ist die Erde, die wuchtige
Forderung eines anstrengenden Tages. Mit den Flügeln des Geistes gleite
ich leicht beschwingt zu jenen Höhen, auf denen die Freude wohnt. Es zittert der Ton der Flöte wie ein Vogel, der zu fliegen beginnt – und die Welt
ist weit, voller Wunder und voller Glück. Ich erfasse das neue Sein voller
Staunen. Und das Wunder geschieht – ich bin „ich selbst". Dies ist eine
Interpretation meines eigenen Gemütszustandes beim Horchen auf die
Panflöte. Ich habe in ähnlicher Form ein solches Echo gehört. Man muß
die Schwingungen der menschlichen Seele kennen, um hier mit dem richtigen Ton, der individuell richtigen Musik jene Kräfte anzusprechen, die
in jedem Menschen, oft verborgen, in der Tiefe angelegt sind.

Fallbeispiel

Heidi, eine 23jährige Studentin, die – gesund und für gut befunden
– von Zeit zu Zeit asthmaartige Anfälle bekam, voller Angst war
und dann an sich selbst so zweifelte, daß sie nicht mehr leben wollte,
sagte:
„Als ich zum erstenmal vom AT hörte, dachte ich nicht, daß ich
eines Tages wieder Freude am Leben hätte." Ihre Mutter hatte –
gerade als Heidi in der Pubertät war – wieder geheiratet; einen
Mann, den Heidi vom ersten Augenblick an nicht leiden konnte. Er
war ihr mehr als unsympathisch, was sich dann durch seine Annäherungsversuche bei Heidi in Abwesenheit der Mutter als berechtigt
herausstellte. Heidi, die einen Schock bekam, obgleich sie sich mit
Erfolg vor einer Vergewaltigung wehren konnte, litt seit dieser Zeit
ständig unter asthmaartigen Anfällen, die in unregelmäßigen Intervallen auftraten. Das war für Heidi sehr belastend, sie bekam Angst
– das Asthma begann. Bei Heidi war das Erleben von Musik als
Einführung zum AT lösend, befreiend und stärkend. Das Erleben
der Flöte ließ sie durch das Tor zur geistigen Freiheit treten, und in
der ruhigen Atmung, die zur tiefen Entspannung führte, „atmete
Heidi auf". Die Anfälle blieben aus. Heidi wurde zu einer unantastbaren starken Persönlichkeit, die fähig war, mit ihren Kräften das
Leben zu bestehen.

Hier handelte es sich um ein psychogenes Asthma, dessen Ursachen erkannt wurden.

– *Es* atmet mich –

hieß für Heidi gleichzeitig: „Ich schaffe *es*", ein Vorsatz, der aus der Praxis der Selbsthypnose noch besser verständlich und vertraut wird. Heidi sprach bei der Vorstellung in der Ärztegruppe unbefangen, offen über ihre Erfahrungen und Einstellungen und meinte, daß sich mit dem AT besser leben lasse. „Ich bin jetzt mutig, sicher, frei und froh", sagte sie und bekundete mit dieser Einstellung ihre eigene Programmierung, die für sie in ihrem Leben zur wesentlichen Hilfe geworden war.

Damit haben Sie schon erfahren, welche Bedeutung die psychosomatischen Beziehungen haben, die sich krankheitsauslösend auswirken. Hier war die Musik als Vorbereitung zum AT und zur Überbrückung der Übungen sehr wirksam, beruhigend, lösend, entspannend – und mit einer neu gewonnenen positiven Einstellung war Heidi frei. Der Vorsatz „Ich schaffe *es*" schon zu Beginn in das AT eingebaut, übte seine Wirkung aus. Das war das Eigenprogramm für Heidi, das ihre Kräfte wachsen ließ. Dieses Beispiel zeigt, daß der Übungsleiter im AT sehr flexibel sein muß. Die Hilfe, die wir einem Menschen schnell und wirksam geben möchten, machen oft eine Modifizierung des AT nötig und möglich, ohne seine Grundsätze zu zerstören, im Gegenteil, die positive Einstellung in einem konsequenten Übungsverlauf aktiviert die in jedem Menschen angelegten Kräfte– das kann nicht oft genug betont werden. Abgesehen von therapeutischen Hilfen, die ich zum besseren Verständnis schon hier vorgezogen habe, ist gerade die Atemeinstellung im AT eine Phase der Steuerung, die aus dem geistigen Kraftfeld erfolgt. Das Phänomen des Lassens, des Loslassens, wird von hier aus angesprochen. Damit stoßen wir an die Grenze des Unbewußten, gelangen zu höheren Ebenen, aus denen der Mensch geistig neu geboren wird. Es ist eine philosophische Betrachtung, die an dieser Stelle die geistige Reifung – durch das AT gefördert – wiedergibt. Man muß ein geistiges Verfahren selbst erfaßt, erarbeitet haben, seine Wirkung spüren, um es überzeugend zu lehren. So hat es mich der Altmeister in vielen persönlichen Gesprächen wissen lassen und mich gelehrt zu warten, bis *es* auf mich zukommt. Das ist geschehen, und deshalb schreibe ich heute auf, was ich erkannt und erfahren habe. Diese ersten Übungen der Unterstufe

– Ruhe-, Schwere-, Wärme- und Atemeinstellung –

sind die Grundlagen für eine tiefe Entspannung. Die Einstellung auf Wärme und Atmung sind schon Organerlebnisse – physiologisch/psychologisch eine Einheit – die dem Menschen natürlicherweise bekannt sind. Weil dabei schon die Quellen geistiger Kräfte geweckt werden und eine

Übertragung ins Leben stattfindet, halte ich es für nötig, vor allem Jugendliche so früh wie möglich, ja schon in der Schule mit dem AT vertraut zu machen. Der junge Mensch, der im Entwicklungsalter, in den Jahren der Reifung, besonders für die Aufnahme neuer geistiger Strukturen und Hilfen bereit ist, muß angesprochen werden. Die Gefahr der Sektenbildung, neuer Religionsformen, die keine sind, führen ins Chaos. Der Mensch, der heute mehr oder weniger „entordnet" lebt, braucht eine Lebenshilfe, die Bestand hat und vom Gemüt, vom ganzen Menschen her, getragen wird. Das AT ist keine Religionsform, aber durch seine Konzeption, ins eigene geistige Kraftfeld vorzustoßen und von hier aus eine geistige Reifung und ein neues Gesundheitsdenken zu entwickeln, bedeutet es eine Lebenshilfe.

Diese Gedankengänge erfordern ein Umdenken in bezug auf das Lehren, auf die Einstimmung zum AT. Aus der Sicht der Pädagogik besteht seit langem der Wunsch, das AT für das schulische Leben nicht nur aus der Sicht der Konzentrations- und Leistungssteigerung, sondern als Hilfe dem Leben gegenüber einzuführen (vgl. Eberlein 1985). Mit der Technisierung, Perfektion, dem Streß als Überforderung unserer Zeit müssen wir leben können. Das fordert den Einsatz aller Kräfte, die mit dem AT in der Ruhe gesucht, gefunden und entwickelt werden, wobei man das Gemüt anspricht, das verlorenzugehen droht.

Während die reinen Organübungen – Beeinflussung des Herzens, des Bauches mit dem Magen-Darm-Trakt sowie des Kopfes – ausschließlich durch Ärzte erstmalig durchgeführt werden sollten, haben wir in den letzten Jahren gute Erfahrungen mit Übungsleitern gemacht, die – bis hierher vorgebildet – aus der Sicht der Erziehungsarbeit und der Gesundheitsvorsorge das AT bei Schülern eingeführt haben – selbstverständlich nicht im therapeutischen Sinn.

Für solche Personen, Pädagogen, Psychologen, die eine besondere Eignung aufweisen müssen, liegt ein bestimmtes Ausbildungsprogramm vor, das nach Absolvierung von ca. 150 Stunden mit der Zertifikatsstufe I abschließt. Die Übungen der Unterstufe im AT – Ruhe-, Schwere-, Wärme- und Atemeinstellung – sind in Anlage und Durchführung für alle Angesprochenen eine große Hilfe. Die Einführung zum Lehren sollten Ärzte, die die pädagogische Aufgabe sehen, übernehmen, denn in diesem Fall gehört mehr dazu als eine perfekte Kenntnis und Beherrschung der Übungen des AT. Die Fähigkeit, eine Bewußtseinserweiterung herbeizuführen, erfordert eine philosophisch/psychologische Betrachtung, dazu Konzentration, die gesehen und übertragen werden muß.

Das Erlebnis der Ruhe mit den folgenden Einstellungen auf Schwere, Wärme und Atmung vertieft den in der Pubertät angelegten Reifungsprozeß.

Hier ist das steuernde Prinzip nicht zu übersehen, das aus dem geistigen
Raum kommend, Erkenntnisse, Wandlung und Reifung unterstreicht.

Der junge Mensch, heute umgeben von einer gewissen technischen
Perfektion, von Radio, Fernsehen, ferngesteuerten Geräten – also von vielen Informationsquellen – muß sich selbst finden. Da es ihm vielfach an
Geborgenheit, Bezugspersonen und vor allem auch an Nestwärme fehlt,
ist die Fähigkeit, die Kräfte des Gemütes der eigenen und anderer Personen zu entdecken, wesentlich. Und bei diesen Überlegungen denken wir
auch daran, daß immer mehr und immer jüngere Kinder Drogen verfal-
len. Wer hätte je daran gedacht, daß wir überall Suchtstellen mit entsprechenden Hilfsmöglichkeiten einrichten müßten – und hier reicht auch die
Beratung nicht aus. Unsere Lebensform stimmt nicht. Das Bewußtwerden
der eigenen Aktivität, die die Lebensfreude, das „Ja" zum Leben unterstreicht, muß das Ziel aller derer sein, die in der Jugendarbeit tätig sind. Es
ist die Aufgabe der Eltern, Ärzte und der Pädagogen in allen Bereichen.

Daher betone ich an dieser Stelle die Aufgabe der Gesundheitsvorsorge, die aus ganzheitlicher Sicht den ganzen Menschen ansprechen
muß. Das AT aus der Sicht der Gesundheitsvorsorge gesehen nimmt einen
breiten Raum ein, denn damit werden jene Quellen der Kraft aufgetan, die
der junge Mensch zum Großwerden, zum Wachsen und Reifen braucht.

Derjenige, der hier lehrend tätig wird, muß eine starke Persönlichkeit,
auch Vor- und Leitbild sein. Die Übertragung und die Erkenntnisse des
AT, des damit Umgehens, damit zu leben, verlangen eine Überzeugung
des Lehrenden. Dies ist schwieriger als die Vermittlung von Wissen. Die in
diesem Lernbereich möglichen Gedankengänge sind vielgestaltig, fordern
positives Denken und Handeln heraus – und das ist weit mehr als Erhöhung der Konzentrations- und Leistungsfähigkeit, die u. a. anliegt. Die
Ruhe weiterzugeben, in die dynamische Ruhe hineinzuführen, aus der das
Leben bewußt wird, verlangt eine Kraft, die erlebt werden muß. Der junge
Mensch, der das spürt, gibt sich weit eher einfach dem Wirken dieser
Kräfte hin, ohne viel zu fragen. Er ist spontaner, nimmt an und läßt wirken. Es muß so gesehen werden, denn aus diesem Wissen heraus werden
ihm auch die andern, die schädlichen, scheinbaren „Hilfen" angeboten –
Drogen, Sekten u. a. Genau aus dieser Labilität, der nach innen führenden
Ansprechbarkeit, verfällt er den Blendwerken. Mit dem AT – und hier
schon mit den ersten Übungen – kann er Abstand halten, er spürt weit
eher als der Erwachsene das Wirken jener Kräfte in sich, die vom Steuernden in uns – vom steuernden Prinzip – geleitet werden.

Darum noch einmal – die Situation des jungen Menschen hat sich
geändert. Die Geborgenheit in der Familie, das Leitbild der Religion, wie
auch z. T. die Hilfe der Kirche fehlen. Auf dem weiten Ozean des Lebens

schaukeln die Lebensschiffe ohne Sinn und Ziel. Zufälliges Zusammentreffen kann stärken, aber auch zum Chaos führen. Die Fragen nach dem „Warum?" und „Wozu?" lösen Angst und Depressionen aus – wieder ein Anlaß, scheinbare Hilfen als letzten Strohhalm zu ergreifen. Mit dem AT werden die Kräfte des Gemütes entwickelt, gestärkt und die Markierung des Weges vorgenommen.

Der wachsende Abstand zum materiellen Dasein, das Erspüren der Unabhängigkeit, führen auf den Weg vom Ich zum Selbst, der in der ruhigen Atmung – körperlich und geistig gesehen – vollendet wird.

Diese Gesichtspunkte sind es, die dringender denn je verlangen, das AT in die Schulen einzuführen. Die Konsequenz – Ausbildung der Pädagogen oder nur derjenigen, die sich gern dieser Aufgabe unterziehen – ist vordringlich geworden.

Ich bin der Meinung, daß das AT für die heutige Lebenssituation eine wesentliche Hilfe darstellt. Es gilt, die Menschen wie auch die Form zu finden, um solche Wege zu gehen.

Als Markierung des AT sind an dieser Stelle die ergänzenden, die einführenden Maßnahmen zu betrachten, die ich hier einblende, die schon mit dem Bewußtwerden der Atmung beginnen. Dabei kommt es darauf an, die Atmung, die wir als passives Atemerlebnis erspürt haben, in den bewußten Bereich einzubeziehen.

– Atmung ganz ruhig – *Es* atmet mich –

sind die Formeln, die konzentrativen Hilfen für die Atemeinstellung, das passive Atemerlebnis im AT, das Sie jetzt aktiv erleben.

Herzübung

Anschließend an die Erklärung des Atemvorgangs erfolgt die Information über eine gesunde Herzarbeit. Die Herzübung verlangt vom Übungsleiter eine Darstellung der Herzarbeit. Wie sieht ein Herz aus, wie groß ist es, welche Aufgaben hat es? Was versteht man unter dem Kreislauf, unter Blutdruck? Mit einfachen Worten stellt der Übungsleiter diese Begriffe vor, erklärt z. B.,

– daß der Blutdruck von 3 Faktoren, der Herzkraft, der Blutmenge und der Wandspannung der Gefäße abhängt,
– daß die Gefäße um so elastischer bleiben, je mehr ihre Flexibiltät, ihre Elastizität erhalten wird,
– daß dies weitgehend abhängt von gesunder Lebensweise, ausreichender Bewegung und richtiger Ernährung (vgl. Eberlein 1986 a).

Die Risikofaktoren eines Herzinfarktes werden im Zusammenhang mit der Prophylaxe durch AT besprochen.

Das Herz selbst wird als besonderer Zellverband – „Synzytium" – vorgestellt, und dem Übenden wird geraten, sich einmal ein Schweineherz anzusehen.

Rauchen, Alkoholkonsum, Drogenabhängigkeit werden als Gefahrenquellen dargestellt. Wichtiger als ein trockener Bericht ist die Lebendigkeit der Darstellung, die durch Beispiele belegt werden sollte. Ein Raucher bekommt schneller eine Gefäßverengung, hat einen Mangel an Sauerstoff und damit eine Durchblutungsstörung am Herzen, die sich als Koronarinsuffizienz äußert. Ein „Zuviel" an Fett begünstigt ebenso die Arteriosklerose am Herzen, die Koronarsklerose. Zuviel Beruhigungs-, Schlafmittel und unkontrolliert eingenommene Medikamente schwächen das Herz. Auf der anderen Seite, auch das sollte gesagt werden, müssen bei Herzkrankheiten die vom Arzt verordneten Medikamente genommen werden. Nicht alles läßt sich mit dem AT machen, an die Grenzen sollte erinnert werden. Jedoch – und das ist wichtig – haben wir mit dem AT die beste Gelegenheit, echte Gesundheitsvorsorge einzuleiten, nervöse Herzzustände und Kreislaufstörungen zu bewältigen; der Übende, v. a. derjenige, der schon mit Angst und Unsicherheit wegen seines Herzens kommt, sieht leichter ein, was er falsch macht und was er besser machen sollte. Aber hier nützen nicht allein Worte, sondern praktische Erfahrung ist entscheidend. Eine Änderung der Lebensform ist möglich. Als ich mit I. H. Schultz die Möglichkeit der Gesundheitsvorsorge durch das AT besprach, wiederholte er, daß das AT in dieser Hinsicht eine wesentliche Bedeutung habe.

Es sollte von Ärzten vorgestellt werden, die sowohl die Krankenbehandlung aus der Praxis, als auch die Ursachen der Erkrankung kennengelernt und nun mit dem AT die Wege der Prophylaxe erkannt haben.

Die Herzübung im AT hat, physiologisch gesehen, eine stabilisierende Wirkung auf die Herzfunktion des gesunden Menschen. Ein Teilnehmer, der Medikamente für das Herz bekommt, muß seinen Hausarzt vorher konsultieren.

Die Formel für die Herzübung lautet:
– Herz ruhig, gleichmäßig, kräftig, regelmäßig –
Um diese Formel über die konzentrative Vorstellung einzubauen, muß man sie verstanden haben. Sie muß vom Übungsleiter interpretiert werden: Der Mensch ist ruhig und das
– Herz (ist) ruhig –
Das heißt nicht, daß das Herz einfach ruhig ist. Es arbeitet ruhig. Das versteht jeder, der ein aufgeregtes Herz, das jagt und klopft, kennt.

Das Herz arbeitet aus der allgemeinen Ruhe, aus dem Erlebnis der Ruhe, ruhig. Der Mensch ist ruhig und fähig, das Erlebnis der Ruhe auf das Herz zu übertragen.

– Herz ruhig, gleichmäßig –
Der Begriff „gleichmäßig" beinhaltet einen gleichmäßigen Druck des
Blutes auf die Gefäßwand, am Puls abzuleiten. Er ist hart oder weich,
das sagt etwas über den funktionellen Herz-Kreislauf-Zustand aus.
Jeder Übungsleiter sollte den Puls beurteilen können. Aussehen des
Patienten und Pulsqualität sind Kriterien, nach denen bis zu einem
gewissen Grad die Wirkung des AT beurteilt werden kann.
In diesem Rahmen sind auch die Blutdruckkontrollen angebracht, die
sich aus der vegetativen Steuerung, wie auch aus der organischen Herz-
leistung ableiten und erklären.
Hier liegt auch schon die Erklärung auf der Hand, daß nur Ärzte, die
mit den physiologisch/psychischen Zusammenhängen der Organarbeit
vertraut sind, die Teilnehmer in das AT einweisen sollten.
– Herz ruhig, gleichmäßig, kräftig, regelmäßig –
Dies stellt nun eine abgerundete Formel dar, in der sich die Begriffe
ergänzen; sie sind sozusagen zu einer Einheit zusammengewachsen.
Abbildungen des Herzens dienen der Erklärung.
– Mein Herz ist gesund –
So kann der Übende den allgemein gültigen Vorsatz programmieren. Und
damit werden Mut, Selbstvertrauen ausgesprochen. Der Übende steht
über der Situation. Sein Herz im besonderen und er selbst sind gesund.
Der Abstand zum Alltag, zur erregenden Situation, zur Nervosität ist
gewonnen.
    Ich stelle mir die Herzarbeit vor. Ich stelle mich darauf ein, weiß, wo
mein Herz liegt und konzentriere mich darauf.
– Mein Herz ist gesund –
– Ich bin gesund –
    Unter dem Dach der Atemeinstellung erlebe ich mein Herz. Ich atme
16- bis 18mal in der Minute und zeige das mit einer schwingenden, malen-
den Armbewegung; unter dieser Schwingung öffne und schließe ich 4mal
so schnell die Hand – 60- bis 80mal – und demonstriere so die Herzarbeit
in Verbindung mit den Atemzügen in der Minute.
    So führe ich die Atem- und Herzübung im AT zu einem funktionellen
Ablauf zusammen. Ich erlebe die Atmung als passives Atemerlebnis. Ich
erlebe mein Herz, seine Arbeit. Ich bin dankbar für den Atem des Lebens
und dankbar meinem Herzen für seine Leistung, für jede Minute, für jede
Stunde, für das Leben. Und in dieser Dankbarkeit empfinde ich wiederum
die Ehrfurcht vor dem Leben.
    Der Teilnehmer am AT sollte bewußt erleben und erkennen, welch ein gro-
ßes Geschenk die Gesundheit ist, die er selbst erhalten oder auch wieder erreichen kann. Die Herzübung ist mit dem Atemerlebnis der richtige Einstieg.

Diese Erkenntnis trägt wesentlich zur Abstandsgewinnung bei, unterstreicht positiv die konzentrative Vorstellung und Einstellung, öffnet den Menschen, macht ihn bereit für die kommende Aufgabe, seine tief innen angelegten Kräfte zu suchen, zu finden und zu entwickeln.

Das hat ein 24jähriger junger Mann, von Beruf Substitut, lernen müssen, den ich Ihnen im folgenden vorstelle.

Dieses Beispiel zeigt aber auch, wie wichtig es ist, die Ursachen und Hintergründe zu klären, die zu einer Herzbelastung führen, und die ein Krankheitsbild, in diesem Fall eine Herzneurose, vortäuschen. Der oft zitierte psychosomatische Zusammenhang ist hier deutlich erkennbar. Und erst mit Erhellung der Ursache, mit Aufzeigen eines neuen Weges ist auch die konzentrative Einstellung auf das Herz von Erfolg. Innere Klärung, Bereitschaft zur Gesundheit und Beeinflussung der Organe Herz und Kreislauf führten – mit Einsatz des AT – zum Erfolg:

Fallbeispiel

Andreas, 24 Jahre alt, ist als Subsitut in einem Großunternehmen, einem Kaufhaus, in der Ausbildung. Ich ließ mir erklären, was ein Substitut ist: ein Mann, der in einem solchen Konzern Karriere machen will oder soll, also ein werdender leitender kaufmännischer Angestellter, der ideenreich, also kreativ arbeiten muß. Andreas ist deprimiert, er hat das Gefühl, daß er alles falsch macht, und klagt, als er zu mir kommt, daß sein Lehrling besser arbeite als er. „Dem fällt wenigstens was Neues ein, mir nicht!" Sein Chef äußert sich zu nichts. „Von ihm kann ich nicht erfahren, ob ich etwas gut oder schlecht mache. Er lobt nicht, er tadelt nicht. Man weiß nicht, woran man ist." Andreas reagiert auf alles mit dem Herzen und ist schon oft so krank geworden, daß er mit Blaulicht ins Krankenhaus gefahren wurde. Das letzte Mal – auf dem Weg in die Ferien – baute er bereits nach 50 km Autobahnfahrt ab und kam in ein Krankenhaus einer kleineren Kreisstadt. Untersucht mit EKG, Labordiagnostik und für gesund befunden, konnte er das Krankenhaus nach 2 Tagen verlassen. Die ersten 8 Tage in Oberitalien am Comer See verliefen ruhig, dann jedoch überfiel Andreas das „Herzjagen". Er bekam wie immer große Angst, und mit dieser Angst ließ ihn der italienische Arzt mit dem Krankenwagen nach Deutschland fahren, in die Universitätsklinik, wo er schon einmal war. Und wieder stellte sich objektiv keine Krankheit heraus. Andreas meinte, er sei doch nicht genügend untersucht worden und hoffte, ich würde ihn zu einer Herzkatheteruntersuchung überweisen – abgesehen davon wäre wohl das AT seine letzte Hoffnung.

Ich unterhielt mich lange mit ihm, nicht routinemäßig, sondern mehr wie mit einem guten Freund. Fragen nach den Lebensumständen erhellten dann auch seine Situation. Er war jung verheiratet, eine Ehe, gegen die die ganze Familie protestierte. Am Wochenende gab es von allen Seiten böse Telefonate, und ich empfahl, das Telefon abzustellen, am besten für eine Zeit abzumelden. Den Chef, einen Mann in mittleren Jahren, rief ich an und bat ihn um Hilfe, als ich hörte, er mache sich Sorgen, wisse aber nicht, was er tun solle. Der junge Mann habe gute Vorzeugnisse, sei gut beurteilt worden und entspräche nun nicht den Vorstellungen. Ich bat um positive Einstellung und – wenn möglich – auch Bestätigung guter Leistung. Andreas lernte das AT, zusammen mit seiner Frau, ergänzt durch Gesprächsberatung. Und der Erfolg blieb nicht aus. Andreas, einsichtig und in der Ruhe stark geworden, lernte es, über das vegetative Nervensystem sein Herz zu beeinflussen, die nervös entstandenen Rhythmusstörungen zu beseitigen und zu verhüten. Es kam alles in Ordnung. Seine Frau, aus Norddeutschland kommend, sagte strahlend: „Et löpt sich alles turecht"! Und das war in diesem Fall mit dem AT auch geschehen.

Aus diesem Fall einer Herzneurose ist erkenntlich, welche Hilfe das AT bieten kann.

Dies ist schon eine Therapie. Bei allen Menschen wirkt das AT, im besonderen die Herzübung, beruhigend und stärkend, der Übende bekommt eine Beziehung zu seinem Herzen; zum einen durch die Umschaltung auf die Gesamtruhe, zum anderen wird er fähig, die dynamische Ruhe des Herzens zu erleben. Das Herz arbeitet ruhig, wobei die Sauerstoffaufnahmekapazität und die Schlackenabgabe (CO_2, Milchsäure) erhöht werden. Schließlich wird die Ursache einer vegetativ bedingten Herzstörung im AT leichter und schneller erkannt, kann angesprochen und bewältigt werden – somit ermöglicht die Praxis der Herzübung im autogenen Training einen 5fachen Erfolg. Und nun machen wir zusammen die Herzübung – über die einzelnen Schritte:

Nehmen Sie die Entspannungshaltung ein – im Sitzen oder im Liegen. Schließen Sie die Augen!

– Ruhig, vollkommen ruhig, gelöst, entspannt –

Sie seufzen, Sie sind erleichtert.

Sie haben Abstand zu Ihrem Tag, zu Ihrem Leben.

- Vollkommen ruhig, gelöst, entspannt sind Sie ganz schwer -
- schwer, schwer -
- warm, warm -
- Ich bin vollkommen ruhig, gelöst, entspannt -
- schwer, schwer -
- warm, warm -

Und im ruhigen Rhythmus der Atmung spüren Sie Ihr Herz und sich selbst.

- Atmung ganz ruhig - *Es* atmet mich -
- Ruhig, vollkommen ruhig, gelöst, entspannt -
- Schwer, warm atmet *es* mich -
- Mein Herz arbeitet ruhig, gleichmäßig, kräftig, regelmäßig -
- Herz gesund -

    Horchen Sie als Zwischenspiel, als Überbrückungshilfe auf eine Musik, die Sie lieben, eine Melodie, die trägt, löst, entspannt, die Freude bereitet. Wenn jedoch AT nur mit Musik gemacht werden kann, so hat die Musik einen Teil einer gewissen Suggestivität übernommen.

- Vollkommen ruhig, gelöst, entspannt -
- schwer, warm -
- *Es* atmet mich -
- Herz ruhig, gleichmäßig, kräftig, regelmäßig -
- Herz gesund -

Mit dieser Übung haben Sie Zugang zu Ihrem Herzen. Sie sind fähig, es abzuschirmen gegenüber allen Aufregungen und allen Ereignissen, die das Herz unruhig machen. Ja, mehr noch, Sie sind innerlich stark und fähig, Schwierigkeiten aller Art, Probleme und Konflikte besser zu bewältigen.

- *Es* atmet mich -
- Herz ruhig, gleichmäßig, kräftig, regelmäßig -
- Herz gesund -

Und nun bitte zurücknehmen - Arme fest, durchatmen, Augen auf!

    Ergänzend zur Herzübung setze ich meistens ein Bewegungstraining ein.

    Die Teilnehmer lernen es, ihren eigenen Puls zu fühlen, später auch den des anderen zu zählen und bei entsprechender Vorbildung zu beurteilen.

    Am besten eignen sich Laufübungen, Tanz- und Wassergymnastik, ggf. mit Atem- und Entspannungsübungen.

    Durch die Hinführung zum Eigenerlebnis wird aus der Überzeugung die weitere Aktivität geprägt und der Mensch mit Freude erfüllt.

Hier kommt wiederum die Schlüsselstellung des AT in der Gesundheitsvorsorge zum Ausdruck. Die „Herzkassette", anläßlich einer Herz-Kreislaufstudie für Wiesloch hergestellt, ist bei der Fa. Schwarz, Monheim, für Ärzte erhältlich.

Bauch-/Sonnengeflechtsübung

Die Bauchübung – auch Sonnengeflechtsübung genannt, da hier das Sonnengeflecht, der Solarplexus, angesprochen wird – vertieft beim Übenden das AT. Der Weg zur Mitte ist frei. Zwischen Schwertfortsatz des Brustbeins und Nabel liegt topographisch dieses Geflecht, das den Bauch strömend warm macht. Dieses Geflecht, bestehend aus 2 Anteilen des vegetativen Nervensystems – dem N. vagus und dem anderen Anteil, dem Sympathikus –, übt seinen Einfluß auf die Organe des Bauchraums aus. Kindern stelle ich oft 2 Knäuel Garn vor – ein rotes und ein gelbes –, und von beiden Knäuel läuft ein Faden ab. Beide Fäden verflechten sich so miteinander, daß ich sie zwar einzeln sehen und erkennen kann, jedoch als eine Einheit – ein Geflecht. Im Bauch hat der Vagus die Oberhand – für das Herz-Kreislauf-Geschehen ist es in erster Linie der Sympathikus, der seine Einflüsse geltend macht, der löst, entspannt, durchblutet. Man weiß um ihre Bedeutung für den Stoffwechsel, auch für die Verdauung. Man kann mit Hilfe der Bauchübung im AT alle Bauchorgane beeinflussen – die Leber mit der Gallenblase, Magen und Darm, die Bauchspeicheldrüse, auch die Sexualorgane. Diese Erkenntnis führt zum Einsatz des AT in der Therapie. Wer von uns Ärzten noch das Bild des Vegetativums im Bauchraum vor Augen hat, die einzelnen Verdickungen, die Schaltzellen sieht und die Bedeutung des Plexus solaris kennt, wird diese Möglichkeit der Beeinflussung der Bauchorgane nutzen. Aus der Sicht der Gesundheitsvorsorge lassen sich damit psychosomatische Störungen und damit auch psychosomatische Krankheiten verhüten – vorausgesetzt es werden die Lebensgewohnheiten, auch bezüglich Ernährung und Bewegung, vorsorgend eingestimmt. Die Übung selbst löst, entspannt, beruhigt, erhöht die Durchblutung im Darm und erzeugt ein Gefühl strömender Wärme im Bauch.

– Sonnengeflecht strömend warm –

heißt die Formulierung für diese Bauchübung, die erlernt und erlebt werden muß. Diese Übung macht man am besten im Liegen. Auch sollte man seine rechte oder linke Hand einen Augenblick auf seinen Oberbauch legen, dabei die Augen schließen.

Der Übende lernt es, hinzudenken zu seinem Bauch und seinen Organen, besonders dann, wenn er eine feuchtheiße Kompresse kurz vor der Übung auf den Bauch legt. Wenn man sich vor Augen führt, daß man bei

Schreck und auch bei Freude plötzlich blaß oder rot, warm oder kalt werden kann, versteht man diese Reaktionen besser.
– Ruhig, vollkommen ruhig ist mein Bauch strömend warm –
Dabei vertieft sich von selbst die Atmung. Der Übende ist ruhig, vollkommen ruhig, schwer, warm gelöst, entspannt.
– Atmung ganz ruhig – *es* atmet mich –
– Das Herz arbeitet ruhig, gleichmäßig, kräftig, regelmäßig –
– Der Bauch ist warm, strömend warm –
– Sonnengeflecht strömend warm –
Und nun üben Sie einmal mit mir. Nehmen Sie eine Entspannungshaltung ein, am besten im Liegen, später auch im Sitzen. Konzentrieren Sie sich auf Ihren Bauch!
– Vollkommen ruhig –
Stellen Sie sich vor, Sie liegen in der Sonne am Strand. Der Sand ist warm. Dieses Bild gibt Ruhe, Wärme und Frieden. Oder aber Sie liegen in einer Badewanne mit warmem Wasser. Das warme Wasser läuft nach. So fühlen Sie sich immer wärmer. Sie mischen das Wasser mit den Händen. Sie sind ganz warm.
– Vollkommen ruhig –
– schwer, warm –
– gelöst, entspannt –
liegen Sie im warmen Wasser. Sie fühlen sich wohlig warm. Dabei geht Ihr Bauch ruhig auf und ab. Sie lassen sich atmen – ruhig aus und ein. Das Herz arbeitet ruhig.
– Herz ruhig, kräftig, gleichmäßig –
Der Leib hebt und senkt sich.
Legen Sie Ihre Hände auf den Leib.
– Leib, Sonnengeflecht strömend warm –
Sie stellen sich vor, Sie liegen auf einer Waldwiese. Die Sonne scheint warm, Sie hören die Vögel zwitschern. Sie singen den Morgen ein, und fernab ist der Alltag. Sie sind frei wie ein Vogel, und Ihre Gedanken gehen auf die Reise zum Ziel, daß Sie erreichen möchten. Und wieder wenden Sie sich Ihrem Leib zu, der Mitte, jener Mitte, aus der die Kräfte aufsteigen und uns fähig machen zu schöpferischem Tun. Kreativ, positiv denken, handeln und sein – das gibt Mut, Sicherheit und Vertrauen.

Übungsfolge:
– Vollkommen ruhig, gelöst, entspannt, schwer, schwer, warm, warm –
– Atmung ganz ruhig – *es* atmet mich –
– Herz ruhig, gleichmäßig, kräftig, regelmäßig –

– Bauch, Sonnengeflecht strömend warm –
– Sonnengeflecht strömend warm –
– Bauch ruhig, gelöst, entspannt, warm –
– Sonnengeflecht strömend warm –
– strömend warm –
Und nun zurücknehmen: Arme fest, Hände zu Fäusten ballen, anwinkeln, beugen, recken, strecken, dehnen, seufzen und Augen auf! Wieder da sein!
  So haben Sie die Bauchübung, die Übung
– Sonnengeflecht strömend warm –
kennengelernt. Damit ist der Mensch fähig, seinen Bauch, seine Organe zu beeinflussen und funktionelle Störungen, die noch keine Krankheit erkennen lassen, zu beseitigen. „Jetzt weiß ich auch, warum mein Leberpatient, bei dem alle Befunde in Ordnung waren, noch nicht gesund war", kommentiert ein leitender Internist einer Klinik. Der Mann konnte einfach seine Konflikte nicht verarbeiten und reagierte mit der Leber – bei ihm der „Seismograph der Seele". Schon Kalk aus Kassel sprach von der Leber als einem hochempfindlichen, sensiblen Organ. Und man weiß auch, daß 70% aller Magen- und Darmgeschwüre vegetativ entstehen, wie Colitis ulcerosa oft als letzte Möglichkeit mit dem AT angesprochen wird.

Dazu gehören das begleitende Gespräch, möglichst die Erkennung der Ursache und der Einsatz spezifischer Hilfen. Die Übung gelingt um so schneller, je mehr die Vorstellungskraft der Wärme ausgenutzt wird. Sie soll wie die Herzübung nur von Ärzten eingeleitet, gelehrt und überwacht werden, da dieser „Eingriff bei sich selbst" verschiedene Reaktionen hervorrufen kann. So fiel beispielsweise ein junger Mann im Alter von 24 Jahren bei der Sonnengeflechtsübung vom Stuhl mit allen Anzeichen eines Kollapses.

Der Blutdruck war erheblich erniedrigt (80/50 mm Hg), ein Wert, der eine medikamentöse Behandlung durch den Arzt erforderte.

Vegetative Bauchbeschwerden und damit verbundene Koliken, nervöser Magendruck, Schleimhautentzündungen, Darmreaktionen werden mit der Bauchübung des AT angesprochen und um so schneller beseitigt, je mehr der Übende die konzentrative Einstellung verstanden hat und dafür bereit ist.

Mit der Bauch - oder Sonnengeflechtsübung wird die bis dahin im AT erreichte Entspannung vertieft, damit die Durchblutung der Organe erhöht und die Konzentration in die Ruhe gefördert. Die Selbstversenkung wird als Tieftauchphänomen erlebt, wodurch das Klärungserlebnis vorbereitet und erkannt wird. Die schon mit den Arbeitsbegriffen geforderte Abstandgewinnung wird vertieft, das steuernde Prinzip wird angesprochen, jenes *es,* das uns im Atemerlebnis zum erstenmal begegnet ist und uns in die Selbstversenkung des AT begleitet.

Ist der Mensch fähig, selbst die Ursache seiner Beschwerden, seiner störenden Reaktionen im Bauch zu erkennen, so ist die innere Programmierung mit den seelischen Kräften geradezu ein Bedürfnis, und das AT wirkt hier aus der Sicht der Gesundheitsvorsorge. Damit ist eine gezielte Prophylaxe möglich. Und nun üben Sie. Nehmen Sie eine der 3 Entspannungshaltungen ein.

- Sie sind vollkommen ruhig, gelöst, entspannt -
- vollkommen ruhig -
- schwer, warm -
- Atmung ganz ruhig -

Sie erleben Ihre Atmung, passiv.
Sie tauchen hinein in Ihre Atmung, in ein Zentrum der Besinnung und Sammlung.

- Atmung ganz ruhig - *es* atmet mich -
- Herz arbeitet ruhig, gleichmäßig, kräftig, regelmäßig -
- Herz gesund -

Und wieder spüren Sie die Schwingung der Atmung, das Auf und Ab. Und Sie konzentrieren sich auf die Mitte, auf die Mitte des Leibes, der sich hebt und senkt, auf und ab gehen die Wogen der Atmung.

- *Es* atmet mich -

Und nun legen Sie eine Hand auf den Leib.

- Leib strömend warm -
- Sonnengeflecht, Leib strömend warm -
- Sonnengeflecht strömend warm -
- Bauch, Sonnengeflecht strömend warm -

Sie erspüren diese Wärme.

In der Vorstellung liegen Sie in der Sonne am Meer oder an einem See, und die Sonne scheint warm. Sie empfinden diese Wärme. Der Himmel ist weit gespannt. Die Melodie der Natur führt über in eine Melodie aus dem Reich der Musik. Im Auf und Ab der melodischen Schwingung beginnen wir zu träumen. Aus dem Unbewußten steigt dies auf und wird bewußt.

- Bauch, Sonnengeflecht strömend warm -
- ganz warm -
- vollkommen ruhig, gelöst, entspannt -
- schwer, warm -
- *es* atmet mich -
- Bauch, Sonnengeflecht strömend warm -

Ich tauche tief in die Versenkung, in die Ruhe. Und nun nehmen wir zurück - räkeln, strecken, anspannen und wieder da sein!

Nachdem der Mensch sich als schwere, warme Masse erlebt hat, erkennt er sich selbst.

Kopfübung – Stirnkühlung

Die 7. Übung im AT – die Kopfübung oder auch Stirnkühlungsübung – rundet die Unterstufe ab. Mit dieser Übung haben wir gewissermaßen ein geistiges Plateau – mehr noch eine geistige Drehscheibe – erreicht, die uns auf allen Ebenen des Lebens die Möglichkeit zur Programmierung aufzeigt. Von hier aus gewinnen wir immer mehr Abstand zu den Problemen des Alltags, tauchen in die Tiefe, suchen und finden jene Kräfte, die wir nun einsetzen und entwickeln können.

Die 7. Übung muß anders verstanden werden als die anderen Organübungen. Es geht hier nicht um eine Konzentration auf Wärme, sondern mehr um eine Beruhigung, um eine Gefäßbeeinflussung im Sinn der Normalisierung der Durchblutung. Wir empfinden hier eine „kühle" Stirn.

– Stirn ein wenig kühl –

Man konzentriert sich auf die Mitte der Stirn. Dabei kann man eine Vorstellung wählen, die einem angenehm ist – ein kühlender Wind weht an unserer Stirn vorbei – der leichte Fahrtwind wirkt erfrischend – ein Erfrischungstüchlein, an der Stirn vorbeigeführt, macht diese angenehm kühl.

– Stirn ein wenig kühl –

Man weiß, daß Kühle den Schmerz mindern kann. So ist es verständlich, daß gerade mit dieser Übung der vegetativ ausgelöste Kopfschmerz, die Migräne, angesprochen wird. Schon die konzentrative Einstellung mit der Formulierung:

– Meine Stirn ist ein wenig kühl – Kopf klar –

übt in der Tiefe des Unterbewußtseins als Programmierung ihre Wirkung aus. I. H. Schultz lehrte mich, die Formel

– Stirn ein wenig kühl –

immer dann anzuwenden, wenn ich in einer mittelgroßen Gruppe das AT einführte, in der ich den einzelnen Teilnehmer zwar kenne, aber ihn nicht individuell überwachen kann, denn Fehlschaltungen bei der Kopfübung können zu unangenehmen Verspannungen im Schulter-Nacken-Bereich, zu Verkrampfungen führen, die sich störend auf die seelisch-körperliche Gesundheit auswirken.

So lautet die 7. Übung im AT

– Stirn ein wenig kühl –

oder

– Stirn angenehm kühl –

Damit aber – und das berichteten unabhängig voneinander einige Teilnehmer – „bekommt man sich in den Griff". Der Kopfschmerz löst sich, die Migräne wird beseitigt – insbesondere dann, wenn die Ursache der Kopfschmerzen, die Gefäßspasmen gelöst werden. Sie sind oft ursächlich durch eine Verhaltensstörung entstanden, die in der tiefen Entspannung,

der Versenkung erkannt wird. Manchmal kommt es dem Übenden entgegen – er hat das „Ahaerlebnis" und damit die Lösung. Es erfolgt eine
Unterbauung der seelischen Stabilität.

Fallbeispiel

Frank, 16 Jahre alt, litt seit dem Besuch der Oberschule, also schon
seit einiger Zeit, unter unregelmäßig auftretenden Migräneanfällen.
Lehrer, Eltern, auch die Schüler hatten Mitleid mit Frank, der ein
guter Schüler war. Alle Medikamente, die er immer wieder wech-
selte und mit „einem Seufzer" als letzte Möglichkeit einnahm, wirk-
ten nur symptomatisch.

Frank bemerkte in einem Gespräch eines Tages beiläufig, daß er
nun wieder seinen Vater enttäuscht habe – traurig, monoton. Und
hier hakte ich ein und erfuhr, daß er sich immer seinem Vater gegenüber schuldig fühle, sobald er nur eine Drei statt einer Zwei oder
Eins schrieb. Vater – sein von ihm sehr anerkannter und geliebter
Vater – war in der Schule immer der Beste gewesen, und ihn wollte
er nicht enttäuschen – und darum ging es.

Dies wurde festgehalten. Ich erklärte Frank die möglichen
Zusammenhänge, auch daß die Stirnübung für ihn jetzt wichtig ist –
damit sollte er kühl überlegen sein, gefestigt durch das AT.

Was jeder staunend wahrnahm – auch die Kollegen in der Kin-
derklinik Köln waren überrascht: Frank bekam seit dieser Erkenntnis keine Migräne mehr und ist heute gesund.

Bei diesem Beispiel wird deutlich, welche Bedeutung das Gespräch bei
der Suche nach der Ursache solcher funktionellen Störungen hat. Ohne
das Aussprechen wäre diese einfach scheinende und verständliche Ursache vielleicht noch nicht erkannt worden, denn immerhin hatte Frank
seine Migräne schon 6 Jahre.

Der Einsatz des AT, speziell der Kopfeinstellung oder auch Stirnkühlungsübung, ist in der Praxis auf verschiedenen Ebenen wirksam und ein
wichtiger Therapiefaktor, der allein und für sich seine Wirkung entfaltet.

Abgesehen davon ist die Kopfübung im besonderen eine Übung zur
Konzentrations- und Leistungssteigerung. Viele Teilnehmer kommen deswegen mit dem Wunsch zum AT, besser zu lernen, zu behalten. „Ich kann

mich nicht mehr gut konzentrieren", sagen viele und klagen über Gedächtnisschwäche, über Konzentrationsmangel. Dabei erkläre ich mit einfachen Worten den Begriff „Konzentration":
Wir verstehen unter Konzentration einen Lernvorgang, der sich aufteilen
läßt in:
Lernen – Behalten – Wiedergeben.
Darüber hinaus ist es nötig, zu assoziieren und Gelerntes an der richtigen
Stelle in der passenden Situation anzuwenden. Damit stoßen wir vor in die
Kreativität. Alle bisher erlernten Übungen dienen schon der Hebung der
geistigen Kräfte – und das beginnt schon mit dem Ruheerlebnis und der
daraus folgenden Erholung. Die Kopfübung ist eine geistige Entspannung, die wie andere Übungen bei Organstörungen seitens des vegetativen
Nervensystems eingesetzt werden kann. Ich habe Patienten gehabt, die
jahrelang mit Migräne lebten, die in unregelmäßigen Intervallen auftrat.
Mit dem AT – speziell mit der Kopfübung – wurden sie frei von
Beschwerden.
    Die Übung heißt ja:
– Stirn angenehm kühl – Kopf klar – Kopf frei –
    Keinesfalls sollten jedoch Begriffe wie Kälte, Eis und Schnee verwendet werden, weil dadurch schwere Störungen auftreten können; so kann
damit eine Migräne geradezu ausgelöst werden.
    1956 erlebte ich einen Zwischenfall:
    Eine Frau, die in der Folge einer Grippe eine Enzephalitis überstanden
und noch viel Kopfschmerzen hatte, wandte trotz Warnung den Begriff
Kälte an und bekam dabei einen Kollaps.
    Sie mußte ins Krankenhaus eingeliefert werden. Da ich damals noch
über wenig Erfahrungen verfügte, rief ich J.H. Schultz an. Die Frau war
zunächst bewußtlos und dann schwer gestört, bis ihr J.H. Schultz durch
Hypnose helfen konnte.
    Der Eingriff bei sich selbst kann auch zur Beseitigung von Verspannungen im Schulter-Nacken-Bereich dienen.
Hier hilft ein Vorsatz:
– Schulter, Nacken gelöst, entspannt, weich, warm –
– Kopf frei –
    Mit der Kopfübung stehen wir auch über der Situation. Wer kennt
nicht den Spruch „kühl, überlegen sein" oder „Kopf frei"! Die kühle Stirn
sollte aber nur dann eingestellt werden, wenn das als angenehm empfunden wird. Die Diagnose „Migräne" muß genau abgeklärt werden, damit
man nicht z.B. einen Tumor übersieht. Diese Übung – die letzte Übung
des Unterstufentrainings – braucht oft etwas mehr Zeit. Wenn man für das
Erlernen jeder Übung 14 Tage rechnet, so sollten Sie die Stirnkühlung

nach einem Vierteljahr aufgenommen haben. Bei manchen allerdings ist
das Erlebnis in kürzester Zeit da.

Zusammenfassende Übersicht

Beeinflussung des vegetativen Nervensystems bei Organstörungen:
- Herz und Kreislauf,
- Atmung,
- Herz,
- Bauch,
- Kopf;
bei psychosomatischen Störungen:
- vegetative Dystonie,
- Streß,
- Schlafstörungen,
- Konflikte, Probleme,
- depressive Phase,
- Neurosen.

Komplikationen

An dieser Stelle sollten alle Fragen hinsichtlich auftretender Schwierigkeiten und Störungen abgeklärt werden.
Dazu folgendes:
   Ein Teilnehmer *will* unbedingt alles schnell erleben. Er hält sich für
begabt und wird ärgerlich, wenn nichts kommt – keine Schwere, keine
Wärme. Er nimmt sozusagen immer eine Indifferenzhaltung ein, er kommt
über seinen selbst aufgebauten Hemmungsberg nicht hinweg. Dieser Teilnehmer – und der sitzt in jeder Gruppe – muß lernen, sich zu lassen – kein
Wollen, kein Werden, kein Hoffen – einfach gegenwartsnah kommentie-
ren: Es ist so – eine Einstellung, die für die Bildung einer Vorsatzhilfe,
einer Formel, wichtig ist.
   Die Entspannungshaltung sollte immer wieder überprüft werden.
Jeder lernt es, *seine* Haltung zu finden, dabei seinen Kopf z. B. so zu neigen, daß er sich wohl fühlt, gelöst, entspannt ist und schlafen könnte.
   In der tiefen Entspannung kommt es meist zu vermehrter Speichelab-
sonderung. Ich erzähle dann das Beispiel vom Reisenden im Zug, der
müde ist, gelöst, entspannt einschläft und bei dem man das Phänomen
beobachten kann.
   Manche bekommen genau im unpassenden Moment beim Üben einen
Husten- oder Juckreiz – Reaktionen, die alle gegen die Ruhe gerichtet

sind. Ein anderer berichtet, daß er gerade zu Übungsbeginn von unendlich vielen Gedanken heimgesucht wird. Sie kommen und gehen – und oft sind es ausgesprochen lächerliche Gedanken. Ich sage: Lassen Sie Ihre Gedanken sich austoben, nach und nach kehrt Ruhe ein. Und wenn der letzte wirbelnde Gedanke aus der Arena verschwunden ist, die Gedankenebbe eingetreten ist, können Sie in die Tiefe tauchen. Bei allen Schwierigkeiten, mit denen Sie nicht fertig werden, müssen Sie die Übung abbrechen – später neu durchführen.

Geräuschen von außen sollten Sie zunächst mit „gleichgültiger" Gelassenheit begegnen – auch können Sie sich vorübergehend mit „Oropax" helfen. Bei zu hellem Licht bedecken Sie die Augen.

Ist der Lernprozeß in der Unterstufe abgeschlossen, das Ziel des Grundlagenprogramms – Einstellung auf Ruhe, Schwere, Wärme, Atmung – erreicht, sind die Organübungen verstanden und erlebt worden, ist es zweckmäßig, mit der Gruppe noch einmal zu üben.

Bei einer therapeutischen Gruppe muß die Möglichkeit zu Einzelgesprächen und damit zur Einstellung gegeben werden.

Tips für den Übungsleiter

Die Persönlichkeit des Übungsleiters ist von wesentlicher Bedeutung, denn es findet eine Transaktion statt – so ergibt sich ein Suggestiveinstieg zum AT – das AT wird übertragen.

Der Lernende ist bereit aufzunehmen, geht positiv an die Übungen heran und übt dann konzentrativ aus sich selbst heraus. Ich stelle Ihnen mit einem Protokoll einen Abschnitt aus einem Übungskurs vor, so, wie er aus meiner Sicht gehalten wird.

Jeder Übungsleiter wird seine eigene Form zu lehren finden, um jedesmal neu motiviert und aktiviert zu sein. Hierbei ist es wichtig, daß das AT in seiner Struktur und Technik nicht verfälscht wird. Wenn möglich, spreche ich zur Demonstration auch Teilnehmer an, die bereit sind, über ihre Anwendung, Technik und ihre Erfolge zu sprechen – ganz gleich, ob es sich um Streß, Probleme und Konflikte handelt, die bewältigt werden müssen, um Konzentration und Leistungssteigerung oder um psychosomatische Störungen. Immer sollte aber ein Einführungsvortrag zum AT gehalten werden, der, je nach Zusammensetzung der Teilnehmer, verschiedene Ziele und Schwerpunkte aufweisen sollte. Ganz allgemein gesehen sollte der Einstieg alltagsgerecht und durch die in der Praxis (s. Demonstration) selbst gemachten Erfahrungen erfolgen – einfach, spontan, dynamisch und überzeugend.

Die Teilnehmerzahl eines Kurses für AT sollte begrenzt sein. 7–10 Teilnehmer sind ideal. Sie führen in einem geeigneten Raum die Übungen des AT durch. Sie stehen oder sitzen vor der Gruppe, Sie haben Blickkontakt, können das Verständnis registrieren und von daher Ihren Vortrag aufbauen.

Einführungsvortrag (1. Fassung)

Alle möchten das AT erlernen, um gesund zu bleiben oder auch gesund zu werden. Viele Menschen sind nervös, aufgeregt, leben im Streß, in einer Art „gespannten Erschöpfung". Sie sagen – „Ich kann nicht mehr" – und meinen, keine Kraft mehr zur Bewältigung ihres Lebens und seiner Aufgaben zu haben. 70 % aller Patienten, die im Wartezimmer des Arztes sitzen, sind im eigentlichen Sinn nicht krank, aber auch nicht mehr gesund. Sie sollten durch einen informativen Vortrag aufgeklärt und in das AT eingeführt werden. Sie leben vielfach mit der „vegetativen Dystonie", einer bekannten Krankheit, die uns heute fast als „Zustand", als eine Lebensform anmutet. Kennen Sie den Menschen, der sich über alles ärgert und aufregt? Er kann nicht mehr schlafen, nimmt Medikamente aller Art – zur Beruhigung, zum Schlafen, gegen Kopfschmerzen oder auch solche zur Aktivierung. Außerdem haben viele Menschen Angst vor der Krankheit – der Mann mehr vor dem Herzinfarkt, die Frau vor Krebs. Alle Organe und Organsysteme können als „Seismograph der Seele" auf unbewältigte Schwierigkeiten, Probleme und Konflikte reagieren. Herz-, Kreislauf-, Stoffwechselstörungen, Beschwerden von Magen, Darm, Leber, Galle sind oft die Folgen – vegetativ ausgelöst. Dabei handelt es sich um psychosomatische Störungen, die zu psychosomatischen Krankheiten werden können, wozu beispielsweise ca. 70 % aller Fälle von Ulcus ventriculi zählen. Wie wichtig das soziale Umfeld ist, zeigen Fälle der Patienten in der Sprechstunde.

„Es schlägt mir alles auf den Magen" – ein bekanntes Erlebnis – oder „man ärgert sich grün und gelb" – hier reagieren Magen, Darm, Leber und Galle mit Funktionsstörungen auf unbewältigte Lebensschwierigkeiten, auf Ärger und Aufregungen. Nicht nur Magen- und Darmulzera entstehen auf diese Weise, auch die Colitis ulcerosa kann nervösen Ursprungs sein, so wie es der Fall von Andrea zeigte, die vor 3 Jahren wegen dieser Erkrankung mit nur noch 30 kg Gewicht zu mir kam. Als Andrea ihr Leben dann selbst bewältigte, hatte sie die Angst davor – in diesem Fall war es auch eine Angst vor dem autoritären Vater – überwunden. Nachdem sie sich auf eigene Füße gestellt hatte, normalisierte sich ihr Leben nach und nach. Die Krankheit hatte mit 7 Jahren begonnen und war erst mit 21 Jahren bewältigt. Heute ist sie ein lebensfroher Mensch und hat wieder ein Körpergewicht von 58 kg.

Mit dem AT ist es möglich, das vegetative Nervensystem anzusprechen, von dem man früher glaubte, daß man es überhaupt nicht oder nur mit Medikamenten beeinflussen könne. Dieses autonome (selbständige) Nervensystem besteht aus dem Sympathikus – einem Nervengeflecht besonderer Art – und seinem Gegenspieler, dem Parasympathikus, (griech. *para* = neben), einem Anteil des N. vagus dem 10. Gehirnnerven.

Dieses vegetative Nervensystem ist immer in Aktion. Ob Sie erröten, erblassen, Herzkopfen, Bauch- oder Kopfschmerzen bekommen, ob Sie vor Aufregung schwitzen, kalte Hände und Füße haben, überall handelt es sich um sog. „vegetativ" bedingte Reaktionen, die also ohne ihren Willen ablaufen. Und jetzt lernen Sie, mit dem AT dieses vegetative Nervensystem in den Griff zu bekommen, zu beeinflussen. Sie können ruhig sein und bleiben, über der Situation stehen, sich dadurch erholen – dies ist wesentlich für die Erhaltung der Gesundheit, die beste Prophylaxe. Außerdem sind Sie fähig, Ihre Organe und Organsysteme zu beeinflussen, also das aufgeregte Herz und den nervösen Magen zu beruhigen. Auch lernen Sie wieder zu schlafen. In der Ruhefindung, die ich im AT als „Tieftauchphänomen" bezeichne, können Sie auch die Ursachen Ihrer vegetativen Störungen erkennen. Oft sind diese an Ihre eigene Person, an Ihr Verhalten gebunden, oft handelt es sich auch um ungelöste Probleme und Konflikte im zwischenmenschlichen Bereich, die sich im Organbereich manifestieren. Das AT ist nicht dazu da, diese Störungen einfach wegzuwischen, vielmehr kann der einzelne die in ihm angelegten Kräfte suchen, finden und entwickeln und einsetzen, um so mit den Schwierigkeiten des Lebens fertig zu werden, sie zu bewältigen.

Diese Forderung wird mit der „Praxis der Selbsthypnose" erfüllt – d.h. mit der möglichen Eigenprogrammierung, die auf der Basis des Grundlagentrainings möglich ist. Das AT kann somit als echte Prophylaxe – psychisch und physisch – betrachtet werden und im Rahmen der ärztlichen Praxis die Therapie ergänzen.

Es ermöglicht den „Eingriff bei sich selbst", wie ihn Andreas erlernte, der wegen großer persönlicher Schwierigkeiten und im Beruf eine Herz-Kreislauf-Störung entwickelte (s. S. 38, *Fallbeispiel*).

Einführungsvortrag (2. Fassung)

Das AT hat sich im Zeitalter erhöhter Beanspruchung des Menschen durch Zivilisation und Technik als echte Lebenshilfe erwiesen. Der Mensch hat verlernt, bewußt zu leben und seine in ihm selbst angelegten natürlichen Kräfte zu entwickeln. Er lebt oft in einem Zustand, den man als „gespannte Erschöpfung" und damit als Vorstufe vieler Krankheiten bezeichnen könnte.

So kennen wir den nervösen, nicht harmonischen Menschen unserer Tage, der unter Störungen aller Art leidet. Er kann nicht mehr schlafen, hat Kopfschmerzen, Verdauungsschwierigkeiten, Magen-, Darm-, Herz- und Kreislaufstörungen.

Er, der noch nicht krank, aber auch nicht mehr gesund ist, der unter der Maske der „vegetativen Dystonie" lebt, braucht Hilfe. Und eine der Hilfen ist das AT - ein aus sich selbst heraus erzeugtes Üben. Damit kann man sich über das vegetative Nervensystem selbst beeinflussen, auch Organe und Organsysteme über das „Vegetativum" ansprechen.

Vor etwa 70 Jahren hat J. H. Schultz auf der Grundlage der Hypnose das AT u. a. als „Selbsthypnose" entwickelt. Mit Hilfe dieser „konzentrativen Selbstentspannung" ist es möglich, das vegetative Nervensystem zu beeinflussen - das Nervensystem, von dem man früher glaubte, daß es gar nicht oder nur mit Medikamenten zu beeinflussen sei. Wenn Sie z. B. vor Nervosität und Aufregung rot oder blaß werden, ist dies eine vegetativ bedingte Reaktion. Mit der „konzentrativen Selbstentspannung" findet eine Umstimmung statt, durch die der Mensch jederzeit Ruhe und Gelassenheit findet. Über das vegetative Nervensystem werden die Impulse des Lebens registriert, respektive verarbeitet. In unserer Zeit der Hast und Hetze, der Belastung und Überforderung, der ungelösten Konfliktsituationen ist das Gleichgewicht dieses vegetativen Nervensystems meist empfindlich gestört. Das wirkt sich oft an einem labilen Organ, dem „Seismographen der Seele" aus. So kommt es zu Fehlreaktionen, zu funktionellen Organstörungen, zu Neurosen, woraus sich meist die psychosomatische Krankheit entwickelt.

Darum ist es notwendig, das vegetative Nervensystem in die Hand zu bekommen. Wer kann das vor Angst klopfende Herz mit Rhythmusstörungen oder den nervös reagierenden Magen beruhigen? Wer ist fähig, den Streß des heutigen Lebens auszugleichen? Wer ist schon harmonisch in sich und lebt in Frieden mit der Umwelt? Wenn Sie das AT beherrschen und anwenden, brauchen Sie sich nicht mehr zu ärgern - nach dem Leitsatz von G. R. Heyer: „Wer es gelernt hat, sich zu lassen, wird gelassen". Ich ärgere mich nicht, und ein anderer kann mich nicht ärgern.

Auf diese Weise werden unbewältigte Schwierigkeiten, Probleme und Konflikte, die oft psychosomatische Störungen und Krankheiten nach sich ziehen, gelöst. Sie haben eine Hilfe zur Streßbewältigung, Sie finden den Weg aus der Angst, der depressiven Verstimmung, der Neurose und stabilisieren somit die seelisch-körperliche Gesundheit.

Das AT ist eine der Maßnahmen, die Gesundheit zu bewahren. Wer das AT beherrscht, erfährt eine Reifung an sich selbst, die zur Persönlichkeitsentfaltung führt.

Mit Hilfe der Vorsatzbildung, dem Einsatz immer wiederkehrender Formeln, die konzentrativ in die Übungen des AT eingebaut werden, lassen sich Schwierigkeiten – damit Fehlhaltungen im Leben – bewältigen. Verborgene, schöpferische Kräfte werden geweckt. Im Alltag „bewußt" zu leben, Wesentliches zu sehen und zu tun, ist eine Aufgabe, die der Mensch mit dem AT besser erfüllt. Er stellt sich positiv ein – das macht froh und glücklich, führt zum harmonischen Ganzen.

Welche Erfolge das AT zeigt, fasse ich hier kurz zusammen:
- Die ersten Erfolge des AT sind es, Ruhe und Erholung zu erreichen.
- Den zweiten Erfolg sehe ich in der Fähigkeit, Organe und Organsysteme zu beeinflussen. Das ist nach J.H.Schultz der „Eingriff bei sich selbst".
- Drittens kommt die „Praxis der Selbsthypnose" (konzentrative Selbstbeeinflussung) zum Tragen mit der individuell erarbeiteten Vorsatzhilfe.

Haben Sie das AT, seine grundlegende Arbeit und die möglichen Erfolge derart erklärt, können Sie mit den Übungen beginnen. Es ist sinnvoll, ein Übungsblatt anzulegen. Hiermit lassen sich besser Erfahrungen sammeln und auswerten.

Übungsblatt zur Selbstkontrolle

Datum	Uhrzeit	Erfahrung		Bemerkungen
		positiv	negativ	

Vorstellung einer Gruppe in der Ärztefortbildung

Eine Gruppe stellt sich vor - es sind 10 Teilnehmer, die das AT erlernen möchten. Sie kommen z. T. aus eigenem Antrieb, z. T. wurde es von ihrem Hausarzt empfohlen. Sie haben daher dem Einführungsvortrag mit Interesse und Spannung zugehört. Vieles davon sprach einzelne an. Dabei kann man von dem „Ahaphänomen" sprechen. Als Arzt und Übungsleiter betone ich, daß es sich im kleinen Kreis immer um eine Arbeitsgemeinschaft handelt. Ich weiß, daß fast jeder Teilnehmer einen oder auch mehrere Gründe hat, am AT teilzunehmen. Diese als Übungsleiter zu kennen, ist wichtig. Daher bitte ich die Teilnehmer, sich vorzustellen, möglichst auch ihren Teilnahmegrund anzugeben. Das ist nicht so schwierig wie man denkt. „Es wäre schön, wenn Sie einfach sagen, was Sie zum AT führt." „In Einzelgesprächen, die das AT begleiten, haben Sie auch Gelegenheit, über Ihre persönlichen Probleme zu sprechen."

Während der Durchführung unseres Kursus spreche ich die Teilnehmer mit ihrem Vornamen an, das macht die Unterhaltung, überhaupt das Verstehen leichter. Die Teilnehmer berichten:

- *Sybille,* 24 Jahre alt, Pädagogin, sagt:
  „Ich komme, weil ich ruhiger werden möchte. Ich rege mich immer auf, über alles und jedes. Ich möchte einfach gelassen sein und so über der Situation stehen."
- *Paula,* Rentnerin, verheiratet, ihre Kinder sind erwachsen:
  „Der Grund meiner Teilnahme ist eine Schlafstörung. Ich schlafe schlecht, ich kann nicht einschlafen und nicht durchschlafen, stets liege ich grübelnd wach."
- *Lothar,* ein 45jähriger Bankkaufmann (Filialleiter):
  „Ich habe zuviel Streß, den ich abbauen möchte. Ich habe einfach zuviel Termine, ein Streß löst den anderen ab - ich schaffe das nicht mehr, und Schlafstörungen habe ich auch."
- *Waltraud,* 43 Jahre alt, Sekretärin:
  „Ich rege mich auf. Ich ärgere mich dauernd, und das schlägt mir auf den Magen. Ich bin gründlich untersucht worden, man findet nichts. Mein Arzt hat mir geraten, autogenes Training zu lernen."
- *Michaela,* eine 42jährige Studienrätin, Hausfrau und Mutter:
  „Ich möchte nicht viel sagen. Das autogene Training interessiert mich einfach. Ich möchte lernen, mehr ‚ich selbst' zu sein."
- *Hilde,* 38 Jahre alt, Hausfrau:
  „Ich habe zuviel Aufregungen in meiner Familie. Meine drei Kinder machen mich fertig. Ich fühle, daß ich oft ungerecht bin. Ich möchte ruhiger werden."

- *Johannes,* 46 Jahre alt, Betriebswirt:
   „Ich rege mich dauernd mit meinem Herzen auf. Ganz egal, was auch passiert, mein Herz reagiert immer. Entweder jagt es davon, oder ich habe Schmerzen in der Herzgegend. Mein Arzt sagt, ich solle ruhiger werden und autogenes Training lernen."
- *Eva,* 47 Jahre alt, Lehrerin:
   „Ich habe ein spezielles Problem, das möchte ich persönlich besprechen. Damit drehe ich mich im Kreis, ich kann nichts anderes denken. Deshalb bin ich auch mit meiner Leistung unzufrieden."
- *Albert,* 52 Jahre alt, Techniker:
   „Um ganz ehrlich zu sein, ich bin voller Angst, ich könnte fast sagen, ich bin aus Angst zusammengesetzt. Ich habe Angst vor allem und jedem, ich traue mir gar nichts zu, deshalb komme ich beruflich nicht mehr weiter."
- *Kurt,* 47 Jahre, Kaufmann; im eigenen Betrieb tätig:
   „Ich möchte mich ändern. Ich weiß, daß ich zu aggressiv bin. Ich brülle die Leute an – zu Hause, im Beruf. Hinterher tut mir dann alles wieder leid, aber dadurch habe ich sehr viele Schwierigkeiten."

Diese Teilnehmer, vorgestellt in der Ärztefortbildung, geben Aufgaben auf. Um ruhiger, beherrschter und konzentrierter zu sein, müssen sie die Übungen des AT verstehen und beherrschen, zunächst die Ruhe und Erholung erleben und darauf aufbauend ihre eigenen Schwierigkeiten sehen und bewältigen und eine positive Einstellung zum Leben finden. Ich danke den Teilnehmern, daß sie so ehrlich waren. Wir alle wissen nun, was wir vom AT erhoffen dürfen. Wichtig ist es, noch einmal zusammenzufassen, daß das AT keine Religionsform, keine Weltanschauung, kein Sofortwunder und auch keine Sensation ist.

Der Mensch, der mit dem AT lebt, erfährt eine Hilfe zur Persönlichkeitsentfaltung, und damit hat er eine Lebenshilfe.

Sie alle erhalten im Verlauf des AT einen formelhaften Vorsatz – das ist eine konzentrative Einstellung, nach der man sich richten kann –, der in die Übungen eingebaut wird. Die Wahrung der Intimsphäre ist wichtig, deshalb kann man das AT nicht automatisch in der Gruppe auswerten. Allein kann man das AT kaum erlernen – also nicht nur nach dem Buch. Dieses Lern- und Lehrseminar hat daher folgende Aufgaben:
Sie erlernen das AT zunächst einmal für sich selbst als Hilfe in Ihrem Alltag. So werden Sie mit Ihrem persönlichen Leben, mit seinen Anforderungen besser fertig. Auch lassen sich Probleme und Konflikte leichter erkennen und bewältigen. Keiner von uns lebt ohne Schwierigkeiten. Mit dem AT lernen wir es, sie zu bewältigen oder damit zu leben.

Erst der Arzt, der durch seine Person aus Überzeugung das AT vertreten kann, ist Vor- und Leitbild und fähig, diese Methode der Entspannung im geistigen und körperlichen Bereich zu vermitteln.

Haben Sie das AT erlernt, Ruhe und Erholung erlebt, den „Eingriff bei sich selbst" und die Eigenprogrammierung geschafft, können Sie es vorsorgend zur Gesunderhaltung und ergänzend zur Therapie in Ihrer Praxis einsetzen.

Auf der Basis der Erfahrungen und neu erworbenen Kenntnisse lassen sich die Intensivübungen für Fortgeschrittene aufbauen, aus denen der Übende später in die Oberstufe hineinwächst. Sie bedarf einer gründlichen Vorbereitung. Deshalb sollen Ihnen nachfolgende Protokolle aus der Fortbildungsarbeit helfen, das AT besser zu verstehen und praktisch einzusetzen.

Wer kann und wer darf üben? ist eine oft gestellte Frage. Wir sind heute zu der Erkenntnis gekommen, daß jeder geistig normale Mensch das AT erlernen kann.

Zum Erlernen des AT ist eine innere Bereitschaft notwendig, zumal die Einführung ja nach Lebensalter und Lebenssituation verschieden ist.

Das AT selbst bleibt unverändert, wenn es auch heute – der Zeit und ihren Anforderungen entsprechend – modifiziert angeboten wird. Das hängt vom Übungsleiter ab, der aufgrund seiner Kenntnisse – der wissenschaftlichen Grundlagen, der Erfahrungen und Eigenarbeiten – den Einstieg wählen kann.

J. H. Schultz wies darauf hin, daß Kinder z. B. erst ab dem 8. Lebensjahr in das AT eingeführt werden könnten. Ich selbst aber habe – wie schon erwähnt – den Suggestiveinstieg (Karlsruhe 1972) zum AT bei jüngeren Kindern in der Gruppe vorgestellt.

Protokolle (Nr. 1–12) aus der Fortbildungsarbeit

Protokoll Nr. 1: AT in der Gesundheitsvorsorge (Aufbau, Organisation, Technik und Durchführung, Vorstellung und Arbeitsmethode)

Einführung: Terminologisches

Autogenes Training, das aus sich selbst heraus erzeugte (griech. *autogene*) Üben ist die Methode der konzentrativen Selbstentspannung.

Bei der Hypnose (griech. *hypnos*= Schlaf) ist ein Zweiter beteiligt, der als Überträger fungiert.

Allgemeine Bemerkungen

Das AT hat eine Schlüsselstellung in der Gesundheitsvorsorge, weswegen die Praxis der Selbsthypnose – die Eigenbeeinflussung der Organe und Psyche – so wichtig ist. Der Mensch kann sich mit der Methode der konzentrativen Selbstentspannung so beeinflussen, daß er gezielt Belastendes abgeben kann, seine Störung und deren Ursache erkennt. Erst im Blickfeld der Erkenntnis kann er mit gezielten Übungen Einfluß auf die Organe und Organsysteme gewinnen. Dieser Arbeitsvorgang spielt schon bei der vegetativen Dystonie eine wesentliche Rolle. Die Fehlregulationen werden mit der Praxis der Selbsthypnose erkannt und abgebaut. Die Grenzen zwischen Gesundheit und Krankheit müssen dabei vom psychosomatischen Standpunkt aus als fließend angesehen werden. Gleichfalls werden Persönlichkeitsentfaltung und Charakterreifung gefördert. Einige ergänzende Maßnahmen zum AT sind:

- Bewegungsformen wie Wanderungen, die Terrainkur mit Herz-Kreislauf-Kontrolle,
- Entspannungs- und Ausgleichsgymnastik als tänzerische Form oder Wassergymnastik,
- Ernährungsberatung, Vollwertkost,
- kosmetische Hilfen,
- kreatives Gestalten, Malen, Zeichnen,
- Musikerleben – Hören, Lauschen und Verstehen –, Umgang mit Musikinstrumenten.

Diese Aktivitäten spielen eine wesentliche Rolle. Sie sind für das Erfolgs-
erlebnis entscheidend, sowohl für das Empfinden von Ruhe und Erholung
wie auch für die Beeinflussung der Organe und Organsysteme.

Hat der Übende die Praxis der Selbstbeeinflussung verstanden und
erlebt, so hat er eine einfache und überzeugende Hilfe in der Hand. Dieser
Punkt im AT kann zu einem Gruppengespräch führen, in dem jeder seine
Erlebnisse, seine Schwerpunkte darstellt.

Wichtig ist die positive Einstellung aller am AT beteiligten Personen.

Stationen des Grundkurses

1) Ruhe
2) Schwere
3) Wärme   Basistraining (Resistenzerhöhung)
4) Atmung

- -

5) Herz
6) Bauch   Organübungen
7) Kopf

Jede der 7 Übungen erfordert eine Übungszeit von 14 Tagen bis zu ihrer
Beherrschung (Generalisation der Schwere), die Gesamtübungszeit für
den Grundkurs beträgt ca. 3 Monate.

Praxis

1) „Umschalteübung" (Abstraktionsübung)

Wichtig ist die entspannte Haltung.

Eine halbe Minute reicht schon zum Versinken, zum Empfinden von
Ruhe und Schwere.

Die Konzentration auf die Ruhe, die Schwere und im folgenden auf
die Wärme sollte beherrscht werden. Der Übungsleiter stellt sich innerlich
auf die Übungen ein und erlebt sie mit, so

- den schweren rechten, den schweren linken Arm,
- die Wärme im rechten und linken Arm,
- das Bewußtwerden der Beine mit Schwere- und Wärmegefühl.

Besonders in den Handinnenflächen, auch in den Fußsohlen kommt es
zum Kribbeln und Prickeln, damit zu Empfindungen, die aussagen, daß
eine Durchblutungsförderung stattfindet.

Je besser der Übungsleiter den Grad dieser Empfindungen miterlebt,
also die Übenden versteht, desto gesicherter ist die Grundlage zum weiteren Lernen.

Dann muß der Übungsleiter auf die Entspannungshaltung und ihren
Wert sowie auf die konzentrative Vor- und Einstellung eingehen. Mit der

Abstandsgewinnung, der vollkommenen Ruheschaltung, der konzentrativen Vor- und Einstellung befindet sich der Übende erst auf der richtigen Ebene, um das Phänomen des Versinkens zu erleben und dabei ureigene Kräfte wahrzunehmen, zu finden und sie einzusetzen. Man sollte Schritt für Schritt ganz langsam die einzelnen Stufen gehen, um den Erfolg *Schwere* und *Wärme* zu erleben.

Wir führen die Übungen durch!

Die 1. Übung im AT ist die Einstellung auf die *Ruhe*. Es ist ein köstliches Erlebnis, wenn eine Gruppe von Menschen ruhig ist, wenn die Ruhe erlebt und nicht nur einfach angesagt wird – sie teilt sich mit als Generalisierungsphänomen. In der Ruhe vollzieht sich die Abstandsgewinnung zum Alltag, zu allen Schwierigkeiten, die das Leben mit sich bringt. In der tiefen Versenkung, in der Ruhe, sammelt der Mensch neue Kraft, um seine Schwierigkeiten zu bewältigen, um seinen Tag zu schaffen.

Dadurch kommt er gewissermaßen erholt und erfrischt wieder an die „Oberfläche".

– Ich bin frisch und fröhlich –

lasse ich die Teilnehmer sagen, was zur Leitlinie wird.

– Ruhig, vollkommen ruhig erhole ich mich –
– Ruhig, gelöst, entspannt! –

Bei der nun folgenden Schwereübung:

– Ruhig, vollkommen ruhig – meine Glieder schwer –
– meine Arme, meine Beine schwer –
– Der rechte Arm ist schwer –
– Der linke Arm ist schwer –
– Die Arme sind schwer –
– Das rechte Bein ist schwer –
– Das linke Bein ist schwer –
– Die Beine sind schwer –

Der gesamte Mensch – „Ich bin ganz schwer" – ist schwer.

Die gesamte Übung muß täglich, möglichst 2mal, durchgeführt, d. h. erlebt werden, um Vertrauen zu der Methode der Selbstbeeinflussung zu gewinnen.

Hier muß der Übende erfahren, daß es zu einer Änderung der Durchblutung in seinem Körper kommt, daß mehr Blut aus den Blutspeichern eingesetzt und so das Strömungsverhältnis geändert wird.

– Ich bin ganz schwer! –,

heißt auch: meine Muskulatur ist locker.

Ich empfinde die Schwere mit der Übung

– Ich bin ganz warm –,

die sich als Wärmeerlebnis auf den ganzen Körper erstreckt. Ich arbeite mit der Vorstellung: Ich befinde mich in einem warmen Bad, das durch zulaufendes heißes Wasser immer wärmer wird. Ich tauche in die Versenkung.

– Ich bin ganz warm – ruhig, schwer, warm –.

Damit ist die Ruhe voll ausgeschöpft, die Schwere erlebt, die Wärme vertieft..

– Vollkommen ruhig, gelöst, entspannt, schwer, warm –.

Sehr eindrucksvoll ist es, an dieser Stelle eine einzelne Person aus dem Kreis vorzunehmen und anzusprechen, die anschließend über ihre im AT erlebten Empfindungen berichtet, aber nur freiwillig! Die Frage an die Gruppe: „Was hat Sie gestört?", ist sehr günstig. Ich nehme hier öfter Einzeldemonstrationen im Bereich der „gestuften Aktivhypnose" vor, wobei es meist die 3., 4. oder 5. Behandlung ist. Hier arbeite ich mit Vorstellungen – vorwiegend mit dem katatymen Bilderleben nach Leuner (1978, 1985) – das eine geeignete Basis für das fortschreitende Üben darstellt. Haben Sie die Schwere und Wärme erlebt, ist Ihnen die Ruhe zu einer Hilfe geworden, so lassen Sie sich „atmen", mit dem Vorsatz

– *Es* atmet mich! –

wird die Ruhe unterstrichen und wirkungsvoll ausgenutzt.

– Ruhig, gelöst, entspannt –

tauchen Sie in die Versenkung, in die Gelöstheit der Entspannung und können nun mit der Praxis der Selbsthypnose gezielte Vorsätze anbringen, solche, die die Atemintensität – die Lunge – direkt angehen. Außerdem erhöht die Atemübung die Intensivierung der Ruhe. Alles ist gut, ruhig, unabänderlich, und der Mensch empfindet einen inneren Frieden; damit bekommt er einen neuen Akzent, der die Richtung seines Lebens bestimmt.

– Ruhig, gelöst, entspannt –

gehen wir unseren Weg weiter, fühlen uns geborgen in Ruhe und Frieden. Aus der im AT gefundenen Ruhe werden neue Impulse wach und aktiviert. Das aber muß man erleben, um es zu verstehen. Herz und Atmung werden dabei angesprochen

– Atmung ganz ruhig! –

heißt die Einstiegsformel für eine ruhige, friedvolle Atmung mit neuen Zielen.

– Ruhig, gelöst, entspannt –

ist der Mensch, der voller Kraft sich auf den neuen Weg begibt.

Während wir bei der Atmung insgesamt 16 Atemzüge in der Minute machen, sind es 60–80 Herzschläge, die wir empfinden, die sich in die Atmung einordnen.

– Atmung ganz ruhig –

bedeutet gleichzeitig Einfluß nehmen auf das Herz, das zwar mit einer gesonderten Formel angesprochen wird, aber hier schon auf die Ruhe reagiert.

Fallbeispiel

Helen leidet unter Schmerzen beider Arme. Schon wenn sie die Arme anhebt, fühlt sie sich gehemmt. Außerdem hat sie ein begleitendes Ekzem der Haut.
- Beide Arme sind schwer – beide Arme sind warm –
- Sie ist vollkommen schwer, warm! –
Diese Übung hilft, die Arme zu lockern. Durch die Gefäßübung werden die Hauterscheinungen, die Helen sehr viel Kummer machen, beseitigt.

Sie war fähig, im Ruheerlebnis ihre Arme gesondert und gezielt anzusprechen. – Schwer, warm, gelöst, entspannt, gesund – lautete ihre Übungsformel.

Die Schwere bringt immer die Muskelentspannung, die Muskellösung mit sich. Helen bekam wie alle anderen ein „Organgefühl" und damit die Hilfe, die Arme zu beeinflussen, Veränderungen herbeizuführen, die sie frei und froh machten.
- Ich bin schwer, gelöst, entspannt –
diese Übung beinhaltet eine Hinwendung Helens zu ihren Armen, zu ihrer Haut. Die Hautallergie klang im Verlauf eines Vierteljahres restlos ab. Helen ist überglücklich – mit ihr aber auch die ganze Familie, die die Veränderung bei Helen voll Staunen wahrnimmt. Der ganze Mensch ändert sich. Er ist bereit und aufgeschlossen für seine Aufgaben, die er nun unbekümmert lösen kann.

Die Umschaltung in die Abstraktion war hundertprozentig gelungen. Helen war ein veränderter, offener Mensch ohne Sorgen und ohne Angst geworden.

Für Helen war besonders die Herzübung bzw. die Herzeinstellung wichtig. Das Herz als zentral angesprochener Motor sorgte weitgehend für einen Ausgleich – in diesem Fall auch für eine Beruhigung der Haut.
- Schwer, warm, gelöst, entspannt –
- Herz ruhig, gleichmäßig, kräftig, regelmäßig –

Alle, die das AT erlernen, werden an dieser Stelle gewissermaßen zu einer
kleinen Pause aufgefordert, einer Pause, in der man alles „geschehen" lassen kann. Dieses „Lassen", das „Geschehenlassen" und damit das Hineinfinden in die Übung, das Vertrauen dazu zu entwickeln sind Stufen in diesem Bereich, die beschritten werden müssen.
– Herz ruhig, gleichmäßig, kräftig, regelmäßig –
– Ich bin in Ordnung – gesund –
So lautete der Leitsatz, den Helen aus der Behandlung mit nach Hause
nahm und an dem sie sich orientierte.

Jeder Arzt, der das AT lehrt, ist an dieser Stelle aufgefordert, sich selbst
in die Ruhe zu versenken und dabei neue Kräfte zu empfangen, mit denen
er sein Leben leben und meistern kann. Der Zugang zum Herzen ist damit
offen.

In der Atemeinstellung liegt bereits das Herzerlebnis – das Herz, das
unermüdlich schlägt, das Blut in den Körper bringt, den Kreislauf unterstützt.

Protokoll Nr. 2: Streß und Streßbewältigungstechniken

Das AT hat eine besondere Bedeutung für die Streßbewältigung, worüber
dieses Protokoll informiert.

Allgemeine Vorbemerkungen
Der Einstieg in das AT über Bewegung und über Musik ist empfehlens-
wert. Die entspannende Bewegung mit dem weiten Öffnen der Arme, mit
der Beweglichkeit des Kopfes bringt Lösung und Entspannung. Ebenso
die Einlagen einer rhythmischen Tanzgestaltung. Speziell bei Streß sind
folgende Punkte zu beachten:
1) Ruhe bewahren durch Einstellung auf die Ruhe,
2) Kräfte einteilen, wodurch der Effekt aus der neu erschlossenen Kraftquelle von Bedeutung ist,
3) eins nach dem anderen bewältigen (Terminüberforderungen entfallen).
Durch die Erkenntnis, aus der Quelle des AT neue Kräfte zu schöpfen, ist
eine bessere Streßbewältigung möglich.

Erfahrungsbericht
Ein hinzugezogener Referent, der als Arzt eine 4jährige Ausbildung in
Individualpsychologie an der Universitätsklinik in Düsseldorf gemacht
hatte, brachte für den Bereich „psychosozialer Streß" folgendes zum Ausdruck:

Protokoll Nr. 3: Partnerschaftsprobleme

Der Arzt darf dem mechanistischen Denken, alle Möglichkeiten des Helfens kämen ausschließlich von ihm, keinen Vorschub leisten. Dieses Bewußtsein soll in die Unterhaltung mit dem Patienten, der ein freundschaftliches Verhältnis zu ihm anstrebt, einfließen. Es muß allerdings der Gefahr begegnet werden, daß das Vertrauensverhältnis zwischen Arzt und Patient zu eng wird (dementsprechende Schemata konnten individualpsychologisch besiegt werden). Bevor es zu einer Behandlung kommt, ist beim normalen Durchschnittsbürger der Denkvorgang (psychischer Prozeß). „Ich will so nicht weiterleben . . ." bereits abgelaufen, während beim Studenten dies nicht der Fall ist. Dieser will meist nur momentan behandelt werden. In jedem Fall ist aber ein Minimum von aktiver Hinwendung auf die Person des Arztes zu unterstellen.

Im Seminar kam das Thema der Partnerschaftsberatung auf.

Das AT ersetzt keine große Psychotherapie, ist aber ein wesentlicher Faktor in der sog. kleinen Psychotherapie.

Fallbeispiel

Der weibliche Part eines Ehepaares, das gemeinsam ein Geschäft führte und dessen Ehe schlecht funktionierte, hatte Schwierigkeiten beim Geschlechtsverkehr. Die Frau fühlte sich im Geschäft von ihrem Mann untergebuttert. Der Arzt empfahl zunächst, auf keinen Fall miteinander zu schlafen. Über das AT sollte erst einmal ein neues Körpergefühl gewonnen werden. Im Verlauf der Behandlung ergab sich dann als Nebeneffekt ein 2maliger Geschlechtsverkehr. Die Konfliktsituation trat sodann in ein neues Stadium ein: Er fühlte sich durch die Behandlung rational verunsichert, sie empfand weiterhin Machtausübung (diesmal seitens des Arztes?).

Der hinzugezogene Referent stellt zur Lösung solcher Problemlagen allgemein fest: Man kann viel besser helfen, wenn man versucht, die Möglichkeiten des Gegenübers herauszuholen, indem von konkreten Anweisungen abgesehen wird (Hebammendienste). Es ist erfahrungsgemäß viel besser, nichts zu sagen, ein trauriges Gesicht zu machen und damit die

Feststellung zu verknüpfen: „Das ist ja schlimm"; darauf sollte eine lange Pause folgen; dann die Frage stellen: „Wie könntest Du denn das ändern?" Der Arzt muß dem Patienten beibringen, daß dabei das Denkbare auch das Machbare ist! Daß die Realität verändert werden kann. Der Patient soll merken, daß er ein engagiertes Gegenüber hat. Dann kann der Arzt mit dem AT helfen. Dem rational geprägten, christlich-abendländischen Mitteleuropäer soll durch das AT neue, andere Kräfte und Möglichkeiten eben dadurch erschlossen werden, daß man den anderen gewähren läßt.

Hierzu sind folgende Voraussetzungen nötig:

1) Wissen über die Ängste des Patienten und deren Abbau;
2) Geduld als oberstes Gebot; Abgesehen von jeglicher Erfolgssucht;
3) dem Patienten das Gefühl geben, voll und ganz akzeptiert zu werden;
4) baldige Lösung des Arztes vom Patienten, der Arzt darf keine Droge sein.

Das AT ist im Rahmen der kleinen Psychotherapie ohne Gespräch nicht denkbar. Je mehr der Arzt sich jedoch zurückzieht, desto besser! Der Zugang des Patienten zu seinen eigenen Kräften muß weitgehend offen stehen. Gleichzeitig aber müssen die Grenzen des AT erkannt werden:

1) Die Erfolgsquote ist sehr stark von der Motivationslage des Patienten abhängig. Eine (unbewußt) bestehende Bereitschaft zur Eigenaktivität ist bei der Anwendung des AT als Therapiefaktor in jedem Fall in Rechnung zu stellen, insbesondere wenn der Patient den Arzt von selbst aufgesucht hat. Das AT kann daher immerhin für ca. 70% der noch nicht (nicht mehr) Kranken, aber auch nicht mehr Gesunden (Stichwort „psychische Restposten") die Schlüsselstellung in der Gesundheitsvorsorge beanspruchen.
2) Auch auf *es* bezogene Randaktivitäten (Akzentuierung natürlicher Lebensformen, sportliche Bewegung, Beachtung des Biorhythmus, Entwicklung kreativer Kräfte) tragen zur vollen Entfaltung seiner Wirkungsweise erheblich bei.

Ziele des im Seminar durchgeführten AT

1) Erlernen des AT zur Anwendung für die eigene Person, also zunächst Praxis bei sich selbst.
2) Ermöglichung eines verbesserten Durchstehvermögens im (ärztlichen) Beruf.
3) Erlernen der Methode als Therapiefaktor in der eigenen beruflichen Praxis (evtl. Hilfe durch Tonträger!), also erst jetzt Anwendung beim Patienten.

In jedem Fall aber muß der Arzt den Gesundheitswillen des Patienten wecken und stärken, der wieder gesund werden möchte, obwohl er sich möglicherweise in einer ambivalenten Haltung zum eigenen Körper und zur eigenen Krankheit befindet.

Durch das AT kann
bei zwei Dritteln der Patienten geholfen werden,
etwa einem Drittel der Patienten nicht geholfen werden,
wobei Verständnis und Einfühlung des Übungsleiters für den Übenden eine wesentliche Rolle spielen.

Demonstrationen zur Praxis (Protokollführung durch einen Beisitzer)
1) Demonstration mit 2 Patienten mit Angstsyndromen (1 Mädchen, 1 Junge, ca. 11 Jahre; spezielle Symptome: Schulängste, Sprachversagen)
Bisheriger Behandlungsverlauf: erfolgreich. Nach 8 Wochen AT traten eine deutliche Besserung der schulischen Leistungen sowie ein graduelles Verschwinden der Ängste ein. Der Junge, der zuvor die Schule schwänzte, unterläßt dies nun. Das Mädchen ist leistungsmäßig besser als der Junge. Während der aktuellen Demonstration bleibt die Mutter im Raum, beide Kinder liegen auf dem Rücken am Boden: Entspannung – Hypnotraining, sachlich; Vorsatzbildung wird wirksam.
2) Einzeldemonstration an einer 14jährigen Patientin, Mädchen mit Enuresis nocturna.
Bisheriger Behandlungsverlauf: überraschend erfolgreich. Die Patientin lachte zunächst über das ihr angebotene AT und bezeichnete es als „Spinnerei" (Vorurteile). Seit 4 Monaten befindet sich die Patientin in Behandlung, sie ist seit 3 Wochen störungsfrei und in der Schule erfolgreich, was sie vorher nicht war. Ihr Schriftbild veränderte sich. Die Lehrerin zeigte sich sehr erfreut. Die Patientin befand sich zunächst in einer Einzelbehandlung, kam dann in die Jugendgruppe. Aktuelle Demonstration: „F., lege dich hierhin auf den Teppich, so daß du mich sehen kannst." Die behandelnde Ärztin baut die Übung sachlich auf, erzählt keine „Geschichte", gleichwohl wird die vermutete suggestive Wirkung bejaht: Sie spricht von einem Fahrstuhl, mit dem die Patientin auf eine bestimmte Trainingsebene gleitet.
Entscheidende Worte: – Trocken, gesund, froh –
– Du stehst über der Situation! –
– Du schaffst es! –
– Bauch ruhig, schwer –
Ermunterung am Ende: „F., ich bin stolz auf dich!"

Es wird ausdrücklich darauf hingewiesen, daß die Erfolgsquote der innerhalb des Seminars vorgestellten Patienten besonders hoch ist.

3) Herzübung

– Herz ruhig, kräftig, gleichmäßig, regelmäßig – wichtig für alle Menschen mit vegetativen Herzstörungen (vgl. Fallbeispiel S. 37). Es ist möglich, die Herzübung sowohl nach der Wärme- als auch nach der Atemübung durchzuführen. (*Beachte:* Ein „normaler" Ruhepuls von 60–80 ist in der Regel in 16–18 Atemzügen eingebettet.) In jedem Fall ist der Komplex Herz-Atmung in einem Block abzuhandeln. Dem Teilnehmer am AT sollte das Herz in seinem Aufbau und in seiner Funktion erklärt werden, ebenso das vegetative Nervensystem. Nach I. H. Schultz wirkt die Herzübung immer! Mit ihrer Hilfe können vegetativ bedingte Rhythmusstörungen völlig beseitigt werden. Auch bei asthmatischen Störungen zeigt die Herzübung gute Erfolge. Der Zusammenhang Atmung – Sprache – Herz darf nicht außer Acht gelassen werden. Trainieren Sie das freie Sprechen und lassen Sie in Ergänzung zum AT singen, was eine gute Atem- und Lockerungsübung darstellt.

Protokoll Nr. 4: Psychosomatische Aspekte bei Herz- und Kreislaufstörungen, Herzinfarkt, Hypertonie (Übungen: Herz und Atmung)

Allgemeine Bemerkungen

Die Wirkungsweise des AT schlägt sich in einer Einflußnahme auf das vegetative Nervensystem nieder, mit dessen Hilfe wir uns programmieren können.

Ausgangspunkt für eine gezielte Prophylaxe sowie Therapie ist die Innenschau, in der die Ursache der Störungen erkannt wird: Warum rege ich mich eigentlich auf? Was mache ich falsch? In dieser inneren Abstandsgewinnung zu den eigenen Problemen und in einer damit einhergehenden Selbstbeobachtung der Reaktionsweise der eigenen Organe, gelingt der 1. Schritt in Richtung einer erfolgreichen Bewältigung der Abstraktion aus sich selbst heraus (autogen).

Dabei sind unterschiedliche Reaktionsmuster zu berücksichtigen: Häufig leiden Patienten an einer sog. „Herzsensation", indem sie auf alle Aufregungen mit dem Herzen, ihrem „Erfolgsorgan", reagieren. Ruhe und Erholung, Schwere, Wärme führen bereits zu einer Herzberuhigung. Das AT sollte eine lebendige Vorstellung vom Herzen und seiner Tätigkeit bringen. Der Arzt, der diese Vorstellung selbst hat, sollte sie auch seinem Patienten vermitteln (Hinweis geben, z. B. beim Metzger ein Schweinherz anzuschauen). Es ist zu berücksichtigen, daß das Herz phylogenetisch längst nicht so bedeutsam wie die Leber ist. Dennoch ist es ein besonderer Zellverband, ein Synzytium, das eine Zwischenstellung zwischen der willkürlichen und der glatten Muskulatur einnimmt. Entsprechende Organkenntnisse erleichtern dem Patienten die Vorstellung von Herz und Kreislauf sowie von in ihrer Arbeit, die vom Arzt erklärt, vermittelt und so vom Patienten erfaßt wird.

Über die Konzentration auf die allgemeine Ruhe erreicht der Patient die spezifische Herzruhe. Die Formel der Herzübung lautet:

– Herz ruhig, kräftig, gleichmäßig, regelmäßig –

– Mein Herz arbeitet ruhig, kräftig, gleichmäßig, regelmäßig –

So wird z. B. ein ausreichender, störungsfreier Schlaf als wichtige Voraussetzung für eine gezielte Herz-Kreislauf-Prophylaxe erreicht. Ergänzend werden Wasseranwendungen (Kneipp, Schlentzsche Bäder mit von 37–40 °C ansteigender Temperatur) angeboten. Ebenso ist auf eine gesundheitsbewußte Ernährung zu achten [versteckte Fette (!); s. Eberlein 1986].

Bewegungstraining

Zum AT gehört sinnvollerweise ein Bewegungstraining – eine Aktivierung und Stabilisierung des Kreislaufgeschehens. Die Bewegungsformen Traben bzw. Laufen, aber auch andere Sportarten zur Förderung des allgemeinen aeroben Ausdauertrainings wie Schwimmen, Radfahren, Rudern, Skilanglauf sind situations- und altersgerecht einzusetzen. Dabei empfiehlt sich eine vorherige Messung des Ruhepulses und die Feststellung des Ruheblutdruckwertes innerhalb einer spiroergometrischen Untersuchung, die nach Belastung wiederholt wird. Aus der Sicht der Gesundheitsvorsorge hat nach Hollmann (Deutsche Sporthochschule Köln) die spiroergometrische Untersuchung eine 2fache Bedeutung:

1) Sie dient der Überprüfung der allgemeinen körperlichen Leistungs- und Belastungsfähigkeit.

2) Sie ermöglicht die Stellung von Frühdiagnosen (Herzschäden, Ventilationsverhältnisse).

Nach Hollmann ist für die Zeit nach der Belastung entscheidend, ob der Puls regelmäßig ist. Die Überprüfung der Regelmäßigkeit des Pulses ist weitaus wichtiger als die Messung der Schlagzahl (Pulsfrequenz). Da das Wiedererreichen des Ausgangswerts der Pulsfrequenz von

– der vorangegangenen Intensität der Belastung, der Umgebungstemperatur bzw. Luftfeuchtigkeit,

– der Belastungsdauer,

– individuellen Faktoren

abhängig ist, ist das Verhalten der Pulsfrequenz in der Erholungsphase nur relativ zu bewerten. Es kann allenfalls genaueren Aufschluß über etwa vorliegende Rhythmusstörungen oder sonstige Anomalien im kardiopulmonalen System geben (Stellung von Frühdiagnosen!).

Durch Erzielung eines optimalen Trainingseffekts im Hinblick auf die allgemeine aerobe Ausdauer (und nur dadurch) lassen sich die erwünschten Anpassungserscheinungen des Herz-Kreislauf-Systems erreichen. Es gelten dabei folgende durch eine 20jährige Forschungsarbeit am Institut für Kreislaufforschung und Sportmedizin der Deutschen Sporthochschule Köln abgesicherte Faustregeln:

1) Es muß sich um eine dynamische Beanspruchung großer Muskelgruppen handeln (⅙-⅓ der gesamten Skelettmuskulatur), wie das beim Laufen, Schwimmen usw. der Fall ist. Die unterschiedliche Entscheidung für die eine oder die andere Sportart bringt lediglich eine sportartspezifische Verbesserung mit sich, die allgemeine aerobe Ausdauer wird immer gefördert!

2) Belastungsdauer: Optimal wären 3- bis 4mal wöchentlich je 30-40 min – für Untrainierte gelten viel kürzere Belastungsanfangszeiten. Möglicherweise zeigen sich die gewünschten Anpassungserscheinungen aber auch schon bei einem täglichen mindestens 10minütigen kontinuierlichen Training (Steady state: Sauerstoffbedarf entspricht Sauerstoffaufnahme). Bei einem 30- bis 40minütigen, 3- bis 4mal in der Woche durchgeführten Training treten aber möglicherweise zusätzliche Anpassungserscheinungen innerhalb des Stoffwechselgeschehens und des Nervensystems hinzu.

3) Belastungsintensität: Es muß stets eine Kreislaufbelastung von 50% der individuellen Leistungsfähigkeit erreicht werden. Dies entspricht bei männlichen wie weiblichen gesunden (!) Personen unterhalb des 50. Lebensjahres einer Pulsfrequenz von 130/min, bei gesunden männlichen und weiblichen Personen jenseits des 50. Lebensjahres 180/min. Der Frequenzanstieg unter Belastung ist immer individuell zu betrachten und auch zu bewerten – Richtwerte können nur als Leitfaden gelten.

Insbesondere sollte die Aufmerksamkeit dem Abbau des Risikofaktors „Distress" gelten (vgl. Sitzungsprotokoll Streß), da durch eine rechtzeitige Berücksichtigung dieser Gefahrenquelle viele Herzinfarkte vermieden werden könnten. (Es existieren diesbezüglich Kursprogramme speziell für Manager und in Industrieunternehmen Tätige, entworfen von Dr. Eberlein.) Vor der Aufnahme einer Behandlung des Herz-Kreislauf-Geschehens durch AT ist der Patient zu fragen, ob zuvor am Herzen Beschwerden irgendeiner Art aufgetreten sind. Darauf ist ausdrücklich hinzuweisen, da man bei der Anwendung der Herzformel (ruhig, kräftig, gleichmäßig, regelmäßig) den Grad der Dosierung nicht in der Hand hat. Aus diesem Grund darf auch erst frühestens ein halbes Jahr nach Herzinfarkt mit dem AT begonnen werden. Auch im Hinblick auf ein sportliches Bewegungstraining als ergänzende Maßnahme ist eine gründliche sportärztliche Untersuchung zu fordern (Grobfilter-A-Untersuchung; Feinfilter-B-Untersuchung). Zu Beginn einer solchen Maßnahme ist das Nehmen der Ruhepuls- bzw. der Ruheblutdruckwerte hier keinesfalls ausreichend.

   Ausdrücklicher Hinweis: So stärkt bei Gesunden die Herzübung das Herz! Dies wird untermauert durch organische Messungen (Biofeedbacksystem), die die prophylaktische Wirksamkeit des AT für das Herz bestätigen konnten.

Protokoll Nr. 5: Atemübungen

Jeder Arzt sollte sich stets um eineeinwandfreie Rhetorik und eine sachgerechte didaktische Umsetzung seiner Erkenntnisse bemühen. Deshalb sei an dieser Stelle auf den bedeutsamen Einsatz der Sprache seitens des Arztes im vortherapeutischen Feld hingewiesen (Gespräch, Betonung, Pause). Die Herzformel – ruhig, kräftig, gleichmäßig, regelmäßig – fügt sich stets in die Atmung ein, wie überhaupt alle Übungen des AT in diese eingebettet sind. Wichtig ist ein *individuelles Einschwingen* in die Atmung entsprechend dem *biologischen Rhythmus* (Biorhythmus).

   Ich versuche (auch durch Zeigen eines Schemabildes der Lunge) immer wieder auf die Feinheiten des vegetativen Nervensystems einzugehen, eine Vorstellung zu erzielen – so wird Goethe besser verstanden (s. S. 25).

Erfahrungsberichte

1) Patienteneinzeldemonstration aus der Praxis zum Thema: AT bei Kindern
Jochen leidet an Sprachbildungsstörungen. Seine Eltern haben für ihn aufgrund ihrer beruflichen Anspannung (Geschäfte) kaum Zeit. Ihre Aussage: „Bei uns spricht das Kind überhaupt nicht richtig." In der ärztlichen Praxis stellt sich heraus, daß Jochen einen Angstkomplex hat, als dessen Symptom die Sprachbildungsstörung anzusehen ist. Durch psychologische Einflußnahme über das AT konnten die Sprach- und Sprechhemmungen – verbunden mit asthmatischen Störungen – beseitigt werden. Hier kam die sinnvolle Ergänzung zum Atemerlebnis mit Konzentration auf das Sprechen zum Ausdruck.

2) *Einzelfallschilderung*

Ein in einem Industrieunternehmen tätiger Patient kam über die Teilnahme an Verhaltenstherapieseminaren zum AT. – Diagnose: Herzrhythmusstörungen. Der Patient nahm Medikamente. Sein Hausarzt meinte jedoch, ein ernsthafter Grund zur Beunruhigung läge nicht vor. Als das Symptom gravierender wurde, machte man ein EKG. Das EKG bot das Bild eines „Erdbebenseismogramms" mittleren Ausmaßes.

Bei der folgenden Behandlung wurden zunächst Medikamente eingesetzt, jedoch wurde vor der Kreislaufbeeinflussung eine Pulskontrolle durchgeführt, sodann in der Einzelbesprechung festgehalten: „In 14 Tagen werden die Symptome verschwinden." Durch AT verschwanden daraufhin die Herzbeschwerden tatsächlich, der Hausarzt zeigte sich erfreut. Diagnostisch handelte es sich um eine neurozirkulatorische Störung am Herzen (Herzneurose) im Rahmen der vegetativen Dystonie.

3) *Einzelfallschilderung*

Veronika, deren Mann noch in Amerika war, hatte Lebensangst, die sich am Herzen niederschlug. Sie steigerte sich über das vegetative Nervensystem immer mehr in ihre Ängste hinein. Sie fand erst durch das AT Ruhe. Nach 4maliger Einzelbehandlung war die vegetative Dysregulation so weit bewältigt, daß die Angstreaktion am Herzen beseitigt wurde.

4) *Einzelfallschilderung*

Frau Z. erlernte das AT 1972. Anlaß waren persönliche Konflikte in ihrer Ehe und daraus resultierende vegetative Störungen (Angina-pectoris-Verdacht). Ihr Arzt sprach von „seelischer Überbelastung". Frau Z. erlernte das AT in der Gruppe (Vorsatzbildung: „Ich stehe über der Situation" – „Ich habe Vertrauen"). Damit bekam sie – laut eigener Aussage – die vegetative Störung in den Griff.

Das AT half ihr anläßlich eines Armbruches ebenfalls gegen das in diesem Zusammenhang erneut einsetzende Herzjagen und gegen den Juckreiz (Gips). Durch die von ihr aufgebrachte Konzentration gelang es ihr, die Durchblutung des Armes im Pendelgips zu fördern, unter völligem Verzicht auf Tabletten. Frau Z. nimmt generell keine Schmerz- und Schlaftabletten. Sie rät – aufgrund eigener Erfahrung –, das AT ständig zu üben; vorsorgend, damit es für den Notfall einsatzbereit ist.

Protokoll Nr. 6: AT in der Gruppe

1) Übung aller Seminarteilnehmer zur Abstandsgewinnung – Ruhe, Erholung – Konzentration auf die Handinnenfläche.
Formel:
– müde, gelöst, entspannt, schwer – warm, gelöst, entspannt –
2) AT und Patientendemonstration in der Gruppe (unter Einbeziehung aller Seminarteilnehmer)
Zur Situation: Die vorzustellende Patientengruppe hat bereits einmal das AT unter Anleitung geübt. Sie soll es weiter einmal wöchentlich über 2 Monate hinweg erlernen (also insgesamt 8mal).

Eine Gruppe sollte nicht mehr als 10 Teilnehmer haben! Äußerungen der Gruppenmitglieder müssen wie Bälle aufgefangen werden! Einführende Frage von seiten Dr. Eberleins: „Was haben Sie vom AT schon gehört? Haben Sie sich überhaupt schon einmal damit befaßt?" Dr. Eberlein spricht die Patienten bewußt mit ihrem Vornamen an, um ein Fallenlassen der Maske zu erreichen, hinter der sich die meisten verstecken.

Antworten:
– „Ja, das entspannt." –
– „Ja, es gibt innere Ruhe." (Weckung der inneren Kräfte, Steigerung des privaten Gefühls wird erwartet.)
– „Ich möchte besser schlafen."
– „Ich möchte damit helfen, meinen Husten/meine chronische Bronchitis auszuheilen." (Die Patientin litt unter einer spastisch-chronischen Bronchitis, die mit einer totalen Verkrampfung einherging.)
– Keine Antwort: Frau L. möchte noch nichts sagen (es geht um ihre Persönlichkeitsentfaltung – mit der Ärztin abgesprochen!!).
– „Ich habe Herzstörungen, Herzverkrampfung."
– „Ich leide unter Alltagsnervosität. Ich möchte die bisher eingenommenen Medikamente absetzen."

Dr. Eberlein weist darauf hin, wie wichtig es ist, die Beziehung darzustellen, die jeder zum AT hat.

Es schließen sich 2 Übungen zur Schwere und Wärme an.
Schwereübung:
– Der Arm ist schwer –
(objektiv ca. 4 kg; bildhafte Vorstellung der Schwere: schwer wie ein Sack Zement, schwer wie Blei!)
Wärmeübung:
Stellen Sie sich vor, Sie lägen in der Sonne oder in einem heißen Bad!
– Arme, Beine warm, warm –

Nach diesen gemeinsamen Übungen schließt sich die Einstiegsbesprechung an: Beim AT unterscheidet man 2 Formen:
- das Lerntraining (prophylaktisch),
- das therapeutische Training.

Mit Hilfe des Lerntrainings werden die vielen Möglichkeiten des AT jederzeit einsatzbereit gehalten. Es ist daher wichtig, im Sinne einer Psychohygiene ständig zu üben. Wie die Körperpflege sollte die Pflege der Seele angenehme Gewohnheit werden. Es empfiehlt sich, 3mal täglich (morgens, mittags – vor kurzem Mittagsschlaf! –, abends) zu üben. Auf diese Weise wird die binnen kurzer Zeit benötigte Abstandsgewinnung zu Problemen immer verfügbar gehalten. Also: Es muß ständig trainiert werden! Es wurde schon in früheren Sitzungen darauf hingewiesen, daß die Motivation für das Erlernen des AT eine ganz entscheidende Rolle spielt. Die innere Bereitschaft zum eigenen aktiven Vollzug der konzentrativen Selbstentspannung ist unabdingbar, da suggestive Sätze angenommen werden sollen (Eigenprogrammierung). Der Lernende/der Patient sollte für die Autosuggestion bereit sein, d. h. er soll es mit sich geschehen lassen. Die Vorstellungskraft soll sich dabei immer mehr entwickeln können (vgl. oben – bildhafte Vorstellung der Schwere, der Wärme . . .). Ergänzend in bezug auf den Einsatz der eigenen Aktivität ist Bewegungstherapie als das AT begleitende Maßnahme einzusetzen. Das AT bewirkt keine Sofortwunder und ist weder eine Weltanschauung noch eine Ideologie. Es ist die Methode der konzentrativen Selbsteinstellung. Aufgrund der durch sie erweckten Abstandsgewinnung und Ruhe kann jede vegetative Dysfunktion beseitigt werden, später der Weg vom Ich zum Selbst beschritten und damit die Selbstverwirklichung erreicht werden. Die suggestive Formel – „Ich bin vollkommen ruhig" – kann auch durch gestaltende, kreative Arbeiten oder durch Singen bzw. Summen eingeleitet und realisiert werden. Die Seminarteilnehmer summten z. B. auf die Tonsilbe „om" in verschiedenen Gruppen und Tonlagen (Kanon). Es entstand eine harmonische Atmosphäre im Raum, die positiv auf jeden einzelnen wirkte.

Zum sich anschließenden/ergänzenden *Bewegungstraining* vgl. Protokoll Nr. 4.

Protokoll Nr. 7: AT – ein Weg aus der vegetativen Dystonie

Allgemeines

Wir verweisen auf die Definitionen im „klinischen Bereich" und hören die Begriffe

- „Dystonie",
- „vegetative Dystonie",
- „neurozirkulatorische Dystonie".

Der Mensch, der unter „vegetativer Dystonie" leidet, kann nichts und alles haben, ist oft „o. B." Das heißt: Die vegetative Dystonie mutet wie ein Zustand an, sie ist aber eine Krankheit. Die Menschen heute sind unfrei, haben generell Ängste – auch auf Krankheiten bezogen. Angst als Krankheitsursache – wie auch die Angst vor der Krankheit – lösen diese dann tatsächlich aus. Nach S. Freud gibt es keine Krankheit, die nicht durch Angst entstehen kann. Die Angst vor der Krankheit ist selbst eine Krankheit: die Angstkrankheit (bei Frauen häufig Angst vor Krebs, bei Männern mehr Angst vor Herzinfarkt). Mit dem AT kann der Mensch den Weg aus der vegetativen Dystonie finden; einmal durch die Ruhevorstellung und die daraus folgende Erholung, zum anderen durch die Beeinflussung des vegetativ reagierenden Organs. Der Mensch, der mit seinen Problemen nicht fertig wird, leidet oft unter einer Organneurose (die sich im Rahmen der vegetativen Dystonie auswirkt). Auf der Basis des gelernten Grundlagentrainings kommt dann bei der vegetativen Dystonie im AT die Vorsatzhilfe mit der positiven Einstellung zum Tragen. Das ist eine Programmierung im psychischen Bereich, die Fehlhaltungen und Fehlleistungen abstellt, den Menschen also gesund macht, in die Harmonie führt. Alle Übungen des Grundlagentrainings dienen der Erreichung dieses Zieles. Es werden Patienten vorgestellt, die im Rahmen der vegetativen Dystonie funktionelle Organneurosen hatten:

- funktionelle Herz-Kreislauf-Störungen mit Angina pectoris,
- Magen-Darm-Beschwerden mit nachweisbarer Gastroenteritis („dem Patienten schlug alles auf den Magen").

Bei einer vegetativen Dystonie mit und ohne Organneurose ist das AT für den Patienten eine große Hilfe. Die Konzentration auf die Ruhe beruhigt, d. h. das vegetative Nervensystem kommt ins Gleichgewicht. Die daraus folgende Erholung gibt neue Kräfte zu neuem Tun. Die dann folgenden Organübungen – Konzentration auf Herz, Kreislauf, Bauch und Kopf – beseitigen funktionelle Beschwerden und lassen ein Wohlbefinden aufkommen. Mit dem AT kann zum größten Teil auf beruhigende, schlafförderende Medikamente im Bereich der vegetativen Dystonie verzichtet werden.

Fallbeispiel

Ein Patient war jahrelang beschwerdefrei. Eines Tages sah er auffallend anders aus. Der Grund dafür war, daß ein akademisch Graduierter ihm – zum wiederholten Male – als Vorgesetzter präsentiert worden war, obwohl er selbst sich den Aufstieg aufgrund seiner langen Dienstzeit ausgerechnet hatte. Symptome: Magenulkus, schwere Zusammenbrüche nachts. Diese durch Ärger entstandenen Magengeschwüre sind auf das von Selye beobachtete Streßphänomen zurückzuführen.

Demonstrationen aus der Praxis

1) Einzelfallschilderung

Der 13jährige Thomas hat Sprachstörungen. Er sagt immer „eh" vor allem, was er mitteilen möchte. Die behandelnde Ärztin spricht mit Thomas: „Wieviel ist 6 mal 6?" Thomas: „Sechsunddreißig". „Hast Du auch schon Englisch in der Schule?"

Fragen und Antworten folgen schnell aufeinander. Thomas soll beim Antworten das störende „eh" vergessen. Es folgt eine Behandlung in Rückenlage, die Arme liegen seitlich gebeugt auf dem Boden auf. Thomas soll sich darauf einstellen, daß er nun mit der Ärztin allein ist. Es folgt die Ruheübung: „Stelle Dir vor, Du schreibst mit Kreide auf eine Tafel: ‚Ich bin vollkommen ruhig'. – Vollkommen ruhig, gelöst, entspannt – „Thomas, mach die Augen zu! Arme schwer!" Übergang zur Schwereübung (Entspannungsprobe am Unterarm). Ärztin: „Thomas, wir fahren Fahrstuhl, ganz tief herunter" (Tieftauchphänomen). Die Entspannung ist vollkommen. Das AT wird durch eine Suggestivbehandlung vorbereitet. Es kommt auf die Unterstreichung des Mutes bei Thomas an. Die Ärztin formuliert also suggestiv: „Ich spreche gut, ich spreche gut. Ich habe Mut. Ich schaffe *es*. „Thomas, atme ganz ruhig. Versuche, alles abzuschalten."

Es folgt das Zurücknehmen (beide Arme anwinkeln und strecken). „Tu so, als wenn Du ein Kater wärst, der wieder aufwacht." Die Ärztin erklärt dem Patienten, daß das Programm auf der unteren Trainingsebene angelegt wurde. Sie sagt: „Thomas, im Prinzip bist Du gesund. Nur ab und zu geht es einmal wie Kraut und Rüben durcheinander, und das bringen wir in Ordnung." Ab der kommenden Woche soll dann die ausführliche Behandlung einsetzen.

Eigene Übung aller Seminarteilnehmer
Über die Ruhe zur Schwereübung (2–3 Minuten): – „Ich bin schwer wie
ein Sack mit Steinen" – Es wird – über Arme und Beine – die Konzeption
der Gesamtschwere intendiert. Das an dieser Stelle notwendige Gespräch
muß ausgesetzt werden, da ein weiterer kleiner Patient draußen wartet.

2) Einzelfallschilderung
Die 10jährige aufgeweckte und selbstbewußte Petra kommt freundlich
grüßend herein: „Guten Tag zusammen" und stellt sich selbst vor. Sie wird
von ihrer 36jährigen Mutter begleitet, wohingegen der draußen wartende
Vater Hemmungen hatte hineinzukommen (!). Petra: „Ich komme wegen
einer Allergie." Frage der Ärztin: „Und Du bekamst auch schlecht Luft?"
„Ja, ich kriege keine Luft mehr." Mutter: „Petra bekam im Alter von
6½ Jahren beim Ponyreiten plötzlich keine Luft mehr. Auf dem Rückweg
trat eine schlimme (Haut)allergie auf, sie bekam ganz dicke Augen
(Quincke-Ödem). Seitdem lösten Hundehaare und Pollenstaub immer
wieder Allergien aus. Sie kämpft seit 3 Jahren mit Heuschnupfen. Infolge-
dessen mußte der Hund zu Hause abgeschafft werden, auch ein danach
gekaufter Wellensittich; Petra durfte auch nie die Häuser ihrer Freundin-
nen betreten, in denen ein Hund gehalten wurde. Sie mußte also ständig
auf für sie möglicherweise sehr wichtige Unternehmungen verzichten. Von
einem ihr vom behandelnden Arzt verordneten Mittel zur Inhalation
wurde sie abhängig. Sie wurde auch bereits desensibilisiert, aber dies
stellte sich laut Aussage der Mutter als zu hart, zu belastend für sie heraus.
Die bisher behandelnden Ärzte, der Hausarzt und ich, sprachen über
Petra, ihre Allergie, und kamen übereinstimmend zu der Meinung, nun
eine psychosomatische Lenkung in Form einer Suggestivbehandlung
durchzuführen. Die Beschwerden der Patientin waren psychisch überlagert, das ganze Problem psychisch übersteuert. Die Behandlung sollte von
der Selbststeuerungsmöglichkeit des Kindes her angegangen werden. Die
medizinische Ursachenforschung hat erwiesen, daß es asthmatische
Erscheinungsformen gibt, die aus einem inneren Angstkomplex entstanden, also psychovegetativ überlagert sind. Sofort nach der 1. Behandlung
setzte eine positive Reaktion, eine Lösung und Entspannung ein, die bis
jetzt angehalten hat. Dies entspricht der Absicht des behandelnden Kollegen, der Petras psychische Resistenz stärken möchte. Sie ist nun schon
selbst stärker geworden. Die Mutter berichtet auch, daß sie als Eltern sich
richtig mit in die Störung hineingesteigert hätten. Jetzt aber seien sie –
ebenso wie Petra – Ich-stärker, etwas „härter" geworden. Zur Behand-
lungsmethode: Eine hier mögliche Gruppenbehandlung dauert etwa
1 Jahr, wohingegen eine Einzelbehandlung 6–8 Wochen in Anspruch

nimmt (6–10 Behandlungen 1mal wöchentlich). Die Mutter darf nach
3–4 Behandlungen dabei sein, aber nicht im unmittelbaren Blickfeld zwi-
schen Ärztin und Patientin. Die Behandlung setzt mit einem Gespräch
Ärztin – Patientin ein: „Petra, da sind Ärzte, aber das stört Dich überhaupt
nicht. Was hast Du denn gedacht, als Du hier herein kamst?" Petra:
„Zuerst habe ich gedacht: Was machen sie bloß mit mir?" (Ärztin lacht:
„Das hätte ich auch gedacht!") „Wie geht es denn in der Schule? Einen
Hund habt ihr jetzt nicht mehr. Du mußt nun ganz froh und ruhig sein.
Petra, wenn Du einen Wunsch frei hättest, was würdest Du Dir wünschen?" Petra: „... daß ich fliegen könnte ..." Ärztin: „Ja, so mit Flü-
geln." „Nein, nur mit den Armen." „Petra, so etwas gibt es schon, stell Dir
vor! Man nennt das Drachenfliegen, ich habe das selbst schon gesehen."
Es entspinnt sich ein Gespräch über eine „Zauberinsel", auf der Petra
leben möchte – mit Orangen und Kiwifrüchten, wie sie sich vorstellt. Petra
sitzt die ganze Zeit aufrecht. Die Ärztin erzählt eine Geschichte über diese
Insel, auf die Petra fliegt, wo sie alles das erlebt, was sie sich wünscht.
Petra schließt erst jetzt die Augen, sie ist gelöst, entspannt und seufzt:
„Wunderbar!" Aber es will nicht recht gelingen, die umgebenden Seminarteilnehmer beeinflussen sie doch so stark, daß sie sich nicht so lassen
kann, wie es sein sollte. Sie kommt daher nicht zur völligen Entspannung.
Deshalb wird Petra aus dem Kreis herausgenommen und wie in der Praxis
allein behandelt. Ich setze eine rein sachliche Behandlung an. Das Kind
tat einen tiefen Seufzer und meinte: „Gut, jetzt bin ich ja mit Dir allein."
Es war frei wie immer und schlief sofort ein („Traumschlaf" – Lernvorgang im unbewußten Raum, aus dem man dann wieder „aufsteigt").

Eigene Übung aller Seminarteilnehmer
Atemübung
– *Es* atmet mich –
Über das Schaffen einer Ruhevorstellung (See, Insel), – ruhig, schwer,
warm – gelangen alle in eine gelöste (unbewußte) Entspannung, die in der
Atmung bewußt wird.

Vorstellung einer Patientengruppe
AT in der Gruppe
Es handelt sich um die Anfangssitzung mit völlig neuen, unbekannten
Patienten. Die Gruppenform empfiehlt sich, da hier die Grenzen des ein-
zelnen gesprengt werden können.

„Es kommt darauf an, unsere Urform zu finden. Indem wir lernen,
unsere Maske fallen zu lassen, sollten wir gleichzeitig fragen: Bin ich wirklich ich?"

In der letzten Intention ist also mit dem AT eine Reifung der Persönlichkeit zu erzielen.

Einstieg

Dr. Eberlein: „Unser Thema ist die vegetative Dystonie. Wer kennt diese nicht?" (Die meisten haben diesen Begriff lediglich einmal gehört.) Bei der vegetativen Dystonie ist das AT das Mittel der Wahl. Vegetative Dystonie ist ein Krankheitsgeschehen, in das das vegetative Nervensystem einbezogen ist. Dies äußert sich in Reaktionen wie Schwitzen, Erröten, Blaßwerden; auch Angstgefühle, Druckbeschwerden am Magen oder am Herzen gehören dazu. Es wird – der wiederholt erhobenen Forderung gemäß – den Patienten erklärt, daß das vegetative Nervensystem aus Sympathikus und Parasympathikus, einer Art Zügelsystem besteht, das gegensätzlich wirkt und sich doch ergänzt. Auftretende Disharmonien im Zusammenspiel beider Systeme äußern sich häufig am empfindlichsten Organ des einzelnen Organismus („Seismograph"). Das, was passiert, nennen wir „Ventilreaktion". Zunächst erfolgt daher ein gezieltes erstes Ansprechen durch die Ärztin auf die Beschwerden jedes einzelnen in der Patientengruppe. Wir unterscheiden: Initialgespräch, Begleitgespräch, Schlußgespräch.

Antworten auf die Frage nach dem Teilnahmegrund:

1) „Ich habe keine seelische Stabilität." Mit dem AT kann man eine psychische Resistenz nicht nur schaffen, sondern sogar auch erhöhen (!). Das AT hilft bei der Konfliktbewältigung.

2) „Ich habe schwere Schlafstörungen. Wir sind drei Generationen in einem Haus." (Dr. Eberlein: „Sie haben da wohl einen Sack voller Probleme. Sie sollen lernen, die Situation ruhig, konzentriert, entspannt zu sehen."

3) Ein 25jähriger, in einem Speditionsunternehmen tätig, findet sich selbst zu hektisch und leidet unter Konzentrationsstörungen mit Herzrhythmusveränderungen. Diese Störungen konnten mit dem EKG nachgewiesen werden. Seine Führungspersönlichkeit ist beeinträchtigt. Die familiäre Situation ist geordnet. Er möchte lernen, ruhig und gelassen zu sein und konzentriert zu arbeiten.

4) Eine Sekretärin hat Spannungen in der rechten Hand, sie zittert beim Schreiben so sehr, daß sie es tagsüber im Büro unterbrechen muß. Da sie abends und nachts zu Hause jedoch ruhig schreiben konnte, wurden nervöse Herz- und Kreislaufstörungen als funktionelle Organsteuerung diagnostiziert.

5) Eine andere Sekretärin hat eine Heilsuggestionsbehandlung bei einem Naturheilpraktiker gemacht. Sie möchte das AT lernen, um nicht immer auf ihr Gegenüber angewiesen zu sein. Sie möchte aus dem Abhängigkeitsverhältnis herausfinden. Dr. Eberlein, die die allgemeine Bedeutung einer Antwort auf jede der gemachten Aussagen besonders unterstreicht, macht der Patientin Hoffnung, daß es klappen werde, und erklärt ihr andeutungsweise die Intention des AT.

6) Eine selbständige Steuerbevollmächtigte kann sich nicht konzentrieren, sie ist schnell nervös. Es handelt sich um eine Konzentrations- und Leistungsschwäche – resultierend aus der Nervosität.

Die Patientin hat einen sehr hohen Zuckerspiegel, wodurch sich wohl ihre Darmbeschwerden z. T. erklären. Sie ist bei jeder Kleinigkeit gleich aufgeregt (Durchfallerscheinungen). Keiner konnte bisher helfen.

7) Eine 38jährige Hausfrau möchte durch AT eine Konzentrationsverbesserung erreichen. Sie hat Philosophie und Geschichte an der Universität belegt und möchte sich weiterbilden. Außerdem möchte sie ihrem 12jährigen Sohn gegenüber angemessener reagieren lernen.

8) Eine Patientin hat Kopf- und Nackenschmerzen, ist häufig aufgeregt und hat Mühe zu sprechen. Ihr liegt ein ganzer seelischer Rucksack förmlich „auf dem Hals". Mit Hilfe des AT möchte sie ruhiger und konzentrierter werden und mehr Selbstvertrauen gewinnen.

Ziel aller Bemühungen im AT soll es sein, sich selbst so zu programmieren, so daß man auf das, was man will, bewußt und mit Mut zu sich selbst losgeht.

Protokoll Nr. 8: AT und Stoffwechsel (Ulcus ventriculi, Kolitis; Sonnengeflechtsübung)

Über die einzelnen Phasen des AT (Ruhe, Schwere, Wärme, Atmung, Herz) erlernen die Teilnehmer des Seminars die Sonnengeflechts-, die Bauchübung.

Über die Konzentration auf den Bauch – auf das Sonnengeflecht – wird eine vermehrte Durchblutung und dadurch eine Beeinflussung der Organe und der Organsysteme erreicht. Hierbei spielt die konzentrative Vorstellung eine Rolle – ein warmes Bad wird empfunden, „Sonne" scheint auf den Leib.

Die Sonnengeflechtsübung bewährt sich bei vegetativ bedingten Organstörungen im Oberbauch:
– bei Magen-Darm-Pankreas-Störungen

- bei Leberbeteiligung, bei verkrampfter Gallenblase.

Alle diese Organe werden angesprochen, funktionelle Störungen können behoben, Entzündungen beseitigt werden. Auch Störungen im Bereich des Unterbauches können über die Sonnengeflechtsübung konzentrativ beeinflußt werden:

- Anregung der Libido (sexuelle Erfüllung),
- Hilfe bei Beschwerden im Nierenbecken durch die mögliche Durchblutungserhöhung,
- Behebung von Durchblutungsstörungen im ganzen Bauchbereich.

Die Beeinflussung des Bauches ist erst möglich, wenn die vorherigen Grundübungen des AT (Grundlagentraining) beherrscht werden (Übungsfolge wie oben S. 42 beschrieben).

Fallbeispiel

Frau Ursula litt – schon viele Jahre, seit ihr Mann mit dem Auto tödlich verunglückt war – unter einer Colitis ulcerosa. Eine hochdosierte Kortisontherapie brachte keinen Erfolg. Man empfahl ihr das AT. Sie lernte es, über die Sonnengeflechtsübung den Darm (das Kolon) zu beeinflussen; so kam ihr „Bauch zur Ruhe", die Entzündung heilte ab.

„Mein Sonnengeflecht ist strömend warm. Ich bin vollkommen ruhig, gelöst, entspannt, schwer, warm!"

Dies waren die entscheidenden Sätze, die in diesem Falle wirksam wurden, unterstützt durch die Klärung der Ursache der Beschwerden (psychische Belastung durch den Tod des Ehemannes).

Protokoll Nr. 9: AT als Weg zur Konzentrations- und Leistungssteigerung, individuelle Einstellungen

Allgemeine Bemerkungen

Im AT sollte der Arzt versuchen, Wissen und Intuition zusammenzubringen, der Arzt sollte „selbst Arznei sein".

Wir unterscheiden

- das allgemeine Lerntraining aus der Sicht der Gesundheitsvorsorge (Psychohygiene),

– das therapeutische Training in der ärztlichen Praxis bei gesundheitlichen Störungen.
Jede Behandlung mit AT wird begleitet von einer Gesprächstherapie.
  Wir unterscheiden
– das Akzentgespräch,
– das Begleitgespräch,
– das Schlußgespräch.
Die Patienten/Teilnehmer werden mit ihrem Einverständnis von mir mit
Vornamen und „Sie" angesprochen. Dabei sind gesellschaftliche Stellung
und Beruf unwichtig.

Praxis
1) Die Seminarteilnehmer machen zunächst gemeinsam die Übungen der
Ruhe –, Schwere –, Wärme –, und Atemeinstellung, also das Basistraining der Unterstufe des AT steht auf dem Programm.

2) Einzelfallschilderungen
a) Hedwig, 68 Jahre alt, leidet an einer neurovegetativen Störung, die spe-
ziell die Herzfunktion betrifft und von Schlafstörungen begleitet wird.
Sie wurde mit Psychopharmaka behandelt. Außerdem bestanden
Ödeme. Nach eigener Aussage war sie „auf dem Nullpunkt" angelangt.
Das AT war ihr bereits bekannt.
  Hedwig hat Vertrauen zu der Methode des AT gefaßt. Schon zu
Beginn der 3. Behandlung (!) stellt sie fest:

> Ich habe Selbstvertrauen bekommen, habe keine Angst mehr vor dem, was
> kommt. Ich habe jetzt Mut – ich erlebe eine neue Aktivität an mir, habe neue
> Kontakte gefunden. Ich habe mir auch ein neues Auto gekauft. Mein Verhal-
> ten im Straßenverkehr hat sich positiv verändert: Ich reagiere bei schwieri-
> gen, unangenehmen Situationen nicht mehr so gereizt, lasse mich auch über-
> holen, ohne mich aufzuregen. Das Autofahren ist keine Belastung mehr für
> mich, es macht mir wieder Spaß.

Das AT führte bei Hedwig zu Selbstdisziplin. Auch das gestörte Verhältnis zu ihrer unehelichen Tochter wurde verbessert. Sie hatte wieder
Vertrauen zu sich selbst und damit zum Leben gefunden. „Ich habe
Vertrauen", dieser Satz wurde zur Leitlinie in der Praxis der Selbsthypnose, die nun zum Tragen kam. Praxis der Selbsthypnose – was ist das?
Bildung und Einsatz (Programmierung) der formelhaften Vorsatzhilfe.
  Um das Wasser auszuschwemmen (Ödeme), wurden eine medikamentöse Behandlung eingeleitet und ein individueller Ernährungsplan
erstellt. Damit und mit dem AT hat Hedwig 7 kg (!) abgenommen.

In der Therapie bekam Hedwig folgende Vorsatzhilfe als Formeln:
- „Herz gut – Beine entspannt – Wasser raus" –
- „Ruhig, positiv schlafe ich gut und nehme ab." –
- „Ich bin gesund." –
b) Markus, 12 Jahre alt, leidet unter Sprachstörungen. Er ist zum 5. Male da und macht alle von der Ärztin angeregten Aufgaben voll aktiv mit und bewältigt sie. Er bekam auch Hausaufgaben: vor dem Spiegel zu sprechen, laut aus einem Buch zu lesen, Vokalsinnübungen durchzuführen. Der Patient wird einer Suggestivbehandlung unterzogen, die öfter angesetzt werden muß. Die Ärztin spricht ihn an:
  - „Vollkommen ruhig, gelöst, entspannt" –
Über das wiederholt intensiv und bewußt vollzogene Ausatmen auf den Vokal „A" werden bei Markus Lösung und Entspannung erreicht. Auf die Ruheübung erfolgt „fast von selbst" der Übergang zur Schwere- und Wärmeübung sowie zu einer Geschichte, die die Ärztin über eine Bootsfahrt, über das Wasser und die Sonne erzählt. In dieser Situation zum Sprechen aufgefordert, sagt Markus fehlerfrei:
- „Vollkommen konzentriert spreche ich klar und deutlich." –
- „Ich bin gesund und froh." –
Mit Markus muß ich individuell arbeiten, ich kann ihn nicht in die Gruppe nehmen. Die Ursache der Störung ist bei Markus ungeklärt. Die Behandlung ist konzentriert und suggestiv. Über die Fremdsuggestion (Heilsuggestion) wird Markus zur Selbstsuggestion geführt.

Das wichtigste therapeutische Moment ist die ungeteilte konzentrative Aufmerksamkeit dem Patienten gegenüber. Über diese konzentrative Kraft und Ausstrahlung wird das notwendige Vertrauensverhältnis zwischen Arzt und Patient angelegt.

Der konzentrativ angelegte Vorsatz sollte knapp, gegenwartsnah und erfüllbar sein.
- „Ich spreche gut, ich spreche klar und deutlich." –
- „Ich bin gesund und froh." –
So kann ein Vorsatz lauten, der Markus mitgegeben wird.

Protokoll Nr. 10: AT – Praxis der Selbsthypnose (Erarbeitung formelhafter Vorsatzhilfen, Programmierung)

Allgemeine Bemerkungen

Das Thema wird zunächst im Bereich der Kinderarbeit angegangen, d. h. es werden keine direkten Vorsatzhilfen gegeben, sondern Tagträume vorgestellt. Diese Form – auch Phantasiegeschichten und Märchen – ist der

Suggestiveinstieg zum AT für Kinder. Die Eltern müssen über Form und Inhalt der Therapie nicht nur unterrichtet, sondern auch in sie einbezogen werden. Von der Kinderarbeit abgeleitet erfolgt die Übertragung der Demonstration in die Erwachsenensituation.

Demonstrationen zur Praxis
1) Einzelfallschilderungen
a) Dirk, 9 Jahre alt, ist sehr kreativ. Er malt und bastelt gern, leidet jedoch unter nervösem Augenklimpern, das periodisch auftritt, aber nach kurzer Zeit wieder verschwindet. Es erfolgt die Einweisung in das AT über den Suggestiveinstieg mit einer Vorsatzbildung:
   – „Augen auf!" –
   – „Augen gut! – Ich bin gesund und froh"! –
   Eine Geschichte über die Ferien, das Meer, über Segelschiffe eröffnet den Einstieg in die Tiefe über das Schichtverfahren („Schubladenphänomen"). Der eingebrachte Vorsatz wird auf diese Weise von Behandlung zu Behandlung vertieft (Programmierung).
   – Augen gut, ich bin frisch und froh –
   Durch den Lernprozeß wird die Konzentration positiv unterstrichen.
   – „Ruhig, gesund, froh – Augen auf, Augen gut!" –
   Dies nimmt Dirk als Vorsatz mit. Am Ende der Behandlung nimmt Dirk die Entspannung zurück und ist wieder da.
   Im allgemeinen benötigt ein Kind zur Beseitigung von Fehlhaltungen – in diesem Fall Augenklimpern als nervöse Störung – 7–10 Einzelbehandlungen. Danach erfolgt Einweisung in die Gruppe. Wesentlich ist die therapeutische Beeinflussung der Mutter, die für eine solche „Ventilreaktion", bedingt durch die Angst in Dirk, verantwortlich gemacht werden kann. Sie kann die Zusammenhänge nicht erkennen, fühlt sich bedrückt und weint. Sie erfährt mit dem AT, das ihr Mann und sie selbst erlernen, Beruhigung und gewinnt Vertrauen und Zuversicht eine wesentliche Hilfe für die positive Behandlung von Dirk.
b) Auch Kolja, 6 Jahre, leidet unter nervösem Augenklappern (Tic). Der Augenarzt konnte keine Diagnose stellen. Ursache: Angst, die in der Beziehung zur Mutter begründet ist. Das Verhalten von Koljas Mutter ist sehr auffällig: sie ist ausgesprochen mißtrauisch gegenüber allen Erklärungsversuchen von medizinischer Seite und krampfhaft bemüht, sich um alles selbst zu kümmern, um auf keinen Fall etwas zu versäumen. Sie möchte verstandesmäßig gerne alles selbst durchdringen. Die Vermutung liegt nahe, daß sich gerade diese Haltung in der nervösen Reaktionsweise des Kindes widerspiegelt. Es bedarf daher einer positi-

ven und mutigen Einstellung gerade auch zu Koljas Mutter, wozu die
behandelnde Ärztin nachdrücklich auffordert.

Sie fragt zu Beginn des Suggestiveinstiegs: „Kolja, was stellst Du
Dir gerne vor? Was wünscht Du Dir zu Weihnachten?" Keine Reaktion. „Möchtest Du vielleicht eine Reise machen? Wohin möchtest Du
fahren?" Keine Reaktion. (Kolja ist ein Einzelkind.) „Möchtest Du
vielleicht jemanden einladen?"

Erst jetzt reagiert Kolja: Ja, er möchte seinen Freund einladen. Er
nennt dessen Namen. Die Ärztin fährt in der Suggestivbehandlung fort
und erzählt eine Geschichte über Kolja und seinen Freund, die gemeinsam einen Blumenstrauß für die Mutter auf der Wiese pflücken. Es
dauert wieder einige Zeit, bis Kolja antwortet, gelb soll der Blumenstrauß sein.

In der Geschichte, die die Ärztin erzählt, taucht eine Blume auf, die
sagt: „Guten Tag, Kolja." Etwas kitzelt ihn an der Nase, und dieses
„Etwas" meint: „Ich bin der Sonnenstrahl." Ein Frosch hüpft herbei:
„Ich bin der Traumfrosch."

Suggestion: „Deine Augen sind müde ... und Du hörst, was der
Frosch sagt: Er singt den Traum von der grünen Wiese und den vielen
Zauberblumen."

Kolja legt jetzt die Arme neben den Körper. Er träumt in der Wiese.
– Ruhig, gelöst, entspannt –

Die Geschichte wird weitergeführt. Dann erfolgt das Recken und
Strecken und Wiederdasein.

Die Geschichte vom Sonnenstrahl, von den Zauberblumen, vom
Zauberfrosch ließ Kolja vollkommen die Ruhe finden – eine Erfolgs-
behandlung.

Im Gegensatz dazu steht die bemerkenswerte und in jedem Fall ein-
zubeziehende Reaktion der Mutter, die das Kind ungeduldig nach
draußen zerrt und den soeben aufgebauten harmonischen Zustand
sogleich wieder gefährdet.

2) Übertragung auf den Erwachsenenbereich
Übung aller Seminarteilnehmer in einem besonders empfohlenen Ent-
spannungsliegestuhl: Die Praxis der Selbsthypnose wird erklärt und
erlernt (Vorsatzhilfen). Mit Hilfe der geistigen Drehscheibe, in deren Mit-
telpunkt das AT wirksam wird, umgeben von Situationen, die hier eine
Rolle spielen – und die sektionenhaft konzentriert gewählt werden können –, gelingt es, sich positiv konzentrativ einzustellen.

Grenzen des autogenen Trainings

Das AT ermöglicht jederzeit die Regeneration unserer Kräfte. Dies gilt jedoch nicht, wenn eine zunächst nur beeinträchtigte physiologisch-psychische Harmonie in den Zustand einer vollständigen Erschöpfung abgeglitten ist. Sind alle Reserven aufgezehrt, kann das AT nichts mehr ausrichten (Gefahr einer Überdosierung). Ein Akku, der leer ist, kann nichts bringen. Ein beschädigter Akku kann nicht mehr aufgeladen werden. Hinsichtlich der Indikation muß die Überweisung zum AT jeweils verantwortungsbewußt entschieden werden. Bei Depression, Kernneurose und anderen psychiatrischen Erkrankungen ist das AT kontraindiziert, bei psychovegetativen Störungen jedoch erwünscht und sinnvoll.

Zusatzbemerkungen

1) Von Fall zu Fall können sog. „Brückenmedikamente" in Ergänzung zum AT und exakt dosiert eingesetzt werden (z.B. bei Schlafstörungen übergangsweise Tranquilizer).
2) Da die sog. „Randaktivitäten" häufig erst den Zugang zum AT erschließen, hat ein Kollege sie „Zentralaktivitäten" genannt, aufgrund der Erkenntnis, daß diese Aktivitäten den Menschen überhaupt erst für das AT öffnen.

Protokoll Nr. 11: AT gegen Ängste gesunder Kinder – mit Demonstrationen (Gespräche, Entspannungsübungen, Einsatz von Märchen und Phantasiegeschichten, Programmierung)

Vorbemerkung

In der eigenen, auf das AT ausgerichteten Arztpraxis wird voll konzentriert gearbeitet. Die Ärztin verläßt sich auf ihr gutes Gedächtnis. Daher genügen oft stichwortartige Angaben in der Patientenkartei. Es wird Kritik an psychologischen Tests geäußert, weil diese Soforthemmungen und Sofortängste produzieren können. Die Ärzte müssen im vortherapeutischen Feld etwas tun: Sie sollten das AT in die Schulen bringen! Praxisseminare – wie hier durchgeführt – sind noch effizienter als die Arbeit in Balint-Gruppen.

Einzeldemonstrationen

1) Vorstellung

Fünf Kinder aus der „Montagsarbeit" (montags beispielsweise Besuch eines Aquariums; „Mittwochsgruppe": Musikgruppe mit Orffschen Instrumenten, Musikpädagogin von der Musikhochschule):

- Gabi und ihre Mutter;
- Claudia und ihre Mutter;
- Stefanie und ihre Mutter;
- Oliver und sein Vater;
- Helge ohne Mutter: Helge ist aufgeregt und nervös.

Gabi, 12 Jahre: ausgeprägtes Asthmasymptom mit Enge, Angst und Atemnot seit dem 3. Lebensjahr. Ihre Mutter hat ihr erzählt, dies sei vom Fliegen gekommen; sehr schlimme Anfälle. Seit dem Beginn mit AT, zu dem Vater und Mutter hinzugezogen worden waren, trat eine Besserung ein.

Claudia, 14 Jahre: sehr nervös, Konzentrationsschwierigkeiten, Unruhe, Schlafstörungen. Mutter: „Vor 5 Jahren hatte Claudia einen Autounfall, unter dem sie sehr zu leiden hatte." Sie nahm schon einmal vor 4 Jahren am AT teil. Claudia selbst kam auf die Idee, noch einmal damit zu beginnen, weil sie wußte, daß sie früher viel zufriedener war. Sie bezeichnet das AT Training als schönste „Erholstunde".

Stefanie, 11 Jahre: (Schulangstsymptome; sie dachte immer, sie schreibt eine sechs, sie konnte nur schwer Gedanken behalten - psychosomatische Krankheit, Psychosyndrom. Sie macht jetzt seit einem Jahr AT. Seitdem schreibt sie nur noch Einsen und Zweien, höchstens einmal eine Drei (!).

Helge, 11–12 Jahre: zu unkonzentriert, zu nervös, leicht abzulenken. Helge findet das AT gut. Er glaubt, daß es ihm hilft. Sein Vater kam auf die Idee, ihn zunächst hierher zu schicken.

2) Praktische Durchführung der Behandlung
Die 5 vorgestellten Kinder nehmen eine sternförmige Lage am Boden ein:

Ärztin: „Zeigt bitte einmal, wie schwer ihr seid! Laßt euren rechten/linken Arm, euer rechtes/linkes Bein fallen!
Jetzt spannt euch mal und laßt wieder locker!" Mit Hilfe des Dimmers wird die Beleuchtung gedämpft, die Kinder setzen sich wieder auf.

Zwischenbemerkungen
Der Arzt muß mit den Hilfstherapeuten absprechen, wie innerhalb der Gruppe zu differenzieren ist. Häufig spielen die Kinder in der Form der Pantomime: Darstellung verschiedener Tiere beispielsweise. Auf Befragen hin äußern die Kinder den Wunsch, den Dschungel kennenzulernen. Darauf stellt sich der Arzt/Übungsleiter ein. Das Licht wird dunkler gedreht, zunächst wird die Sitzhaltung beibehalten. Die Ärztin erzählt den Kindern eine Geschichte über den Dschungel von Ceylon. Die Kinder halten die

Augen offen, schauen auch etwas um sich. Es werden Zwischenfragen gestellt wie: „Warum sagt der Führer: Immer aufpassen, wohin ihr tretet!"? (Antwort: Wegen der Schlangengefahr). Es werden also das Mitdenken und die Phantasie der Kinder angeregt und in die Behandlung einbezogen. Nun folgt das Einnehmen der Liegehaltung:

– Schwer, gelöst, entspannt, vollkommen ruhig –

Die Füße klappen auseinander, die Arme liegen leicht gebeugt, also angewinkelt, neben dem Körper.

Die Geschichte handelt von der Friedensversammlung der Tiere im Urwald. Ein großes Tor aus vielen Bäumen führt zu einem kurzgeschorenen Rasenstück, wohin die Tiere einziehen. Sie kommen von weit her. Sie quaken, lachen, brüllen. Unter ihnen sind große Elefanten mit Riesenohren – die Trompeterelefanten. Ein Elefant begrüßt die Kinder und spricht mit ihnen. Ein Tiger kommt herbei. Er hat ein glänzendes Fell. Auch Affen und Giraffen sind da. Die Tiere sind heute Freunde der Kinder, denn es ist ja eine „Friedenskonferenz".

(Oliver, 9 Jahre, ist so vollkommen entspannt – vollkommen „schlappschlapp", – daß er völlig abgeglitten erscheint.)

Eine „einschmeichelnde Zauberstimme" erzählt von einem Bananenblatt, das Wünsche erfüllen kann. Moby Dick, der Delphin, sagt: „Wenn ihr 'mal in Not seid, dann denkt an mich und ruft mich. Ich helfe euch in der ganzen Welt!" Eine Schlange kriecht vorbei, aber sie hat heute kein Gift im Maul. Außerdem schützt uns das Zauberblatt. Der Delphin kommt und lädt zur „Weltsitzung im Sicherheitsrat" ein. Er sagt: „Oliver, komm' weg mit mir von der Wiese, spring' mit mir durchs Wasser! Helge, spring' du auch. Und auch du Stefanie, spring!" Alle schwimmen mit Moby Dick langsam durch das Wasser, denn für eine Stunde sind alle noch in Sicherheit. Danach müssen alle wieder auf ihrem Platz sein. Das Zauberblatt vom Bananenbaum hilft dabei, daß alle mit dem Delphin einen weiten Sprung auf das Meer hinaus tun können und am Strand ankommen. Hier ruhen alle aus:

– Vollkommen ruhig, gelöst, entspannt –

– Ich schaffe *es* –

Die Stimme von Moby Dick ertönt als Wolkenstimme: „Wünscht Euch etwas! Wünscht Euch etwas! Ihr habt ein Blatt! Ihr habt ein (Zauber)blatt!"

– Müde, gelöst, entspannt –

Die Geschichte endet: Wie war die Welt so weit, so nah. Die Tiere, die ihr gesehen, vergeßt ihr nicht.

Ausatmen . . . Ruhig atmet ihr hin und her. Ihr laßt Euch atmen. Und nun recken und strecken. Und hüpfen, leicht laufen!

(Die Kinder werden mit Hilfe dieser einfachen Bewegungsform wieder aus ihrer Versenkung zurückgeholt und „munter gemacht".)

Es folgen Anschlußfragen: Meint ihr, die Geschichte hätte von einer Weltkonferenz der Tiere sein können? Habt ihr euch etwas gewünscht? sowie die Einbeziehung der Geschichte ins offene Gespräch. Als Aufgabe wird gestellt, für kommenden Montag ein Bild zu malen (Frosch, Urwald oder ähnliches). Alle sagen ganz laut: „Ich freue mich, daß ich lebe."

3) Auswertung der Behandlung

Gabi, 12 Jahre: Bei ihr ist eine sukzessive Lösung zu beobachten, insbesondere auch von der Mutter, die sie wie ein großer, starker Baum immer beschattete (so formulierte es einmal J.H.Schultz). Bei dem Kind erfolgte eine zentrale Ruhigstellung. Zuvor waren 2–3 nächtliche Asthmaanfälle die Regel gewesen. Während sie vor der Behandlung ständig den Inhalator brauchte, braucht sie ihn nun nur noch einmal am Tag. Ein Kind bemerkt, man könne sich so schön in die Geschichte hineinkuscheln. Die Ärztin betont diese Möglichkeit des „Hineinvertiefens in Kuschelgeschichten" besonders – gerade auch, wenn man traurig ist. Sie betont ebenfalls die Bedeutung einer gerne vollzogenen Erinnerung an Schönes, Angenehmes, an „wonnige Erlebnisse". Dem Patienten kann man am besten wirklich helfen, indem man etwas aus seinem Inneren weggibt. Märchen sind Therapie, ein Wachstumsregen für die Kinder. Dies bestätigt die einhellige Meinung der Eltern, 80–90 der Kinder seien psychisch und physisch widerstandsfähiger geworden. Bei der Kinderarbeit sollte man die Erwachsenenstufe vergessen und sich auf die gleiche Stufe wie die Kinder stellen, sich daran erinnern, wie es war, als man selbst noch ein Kind war. Sie darf auch keine „Arbeit" darstellen, sondern sollte durch frohe Erlebnisse gekennzeichnet sein. Meistens erstreckt sich die Behandlung über 1 Jahr, wobei die Kinder jede Woche eine Stunde lang eine Geschichte, eine Einfühlungsgeschichte (Einfühlen = Empathie) bekommen. Außerdem erhalten die Kinder eine Formel für zu Hause, mit deren Hilfe sie jeden Tag einmal üben sollen, beispielsweise vor besonderen Ereignissen (Klassenarbeit). Kleine Kinder üben meist im Liegen, große Kinder auch im Sitzen. Der familiendynamischen Gruppe wird in Zukunft sehr viel mehr die Beachtung gelten müssen. Die Einbeziehung der Eltern in das AT ist notwendig (beispielsweise haben Mütter Gesprächskreise mit Ärzten und Psychologen).

4) Weitere Hinweise

Benutzung von Literatur, z. B. Peseschkian (1984) *Der Kaufmann und der Papagei;* aber außer Ruhevermittlung durch Märchen oder Geschichte auch Erinnerung aktivieren („Arbeitsbegriffe").

Organfunktionen: Bei Kindern ist häufig der Bauch „anfällig": Prädilektionsstelle!

Stufenprogrammierung: Schublade: Einlegen eines Programms, Zurückschieben der Schublade (Schubladenphänomen).

Stufentest: 7 Stufen (imaginäre Vorstellungen)

Über-/Unterstrichgeschichten, Grundlagenerlebnis für weitere Entwicklungen; beispielsweise wichtig, um kontaktschwache Kinder anzusprechen und zu lösen.

Protokoll Nr. 12: AT und Allergie

Sehr oft ist die Haut der Spiegel der Seele und daher ein empfindlich reagierendes Organ.

So wie bei Ellen, 10 Jahre alt, die mit einem juckenden, nässenden Ekzem an beiden Armen zum AT kommt. Sie fühlt sich schlecht, aber das 1. Gespräch klärt schon die Ursache. Sie ist eifersüchtig auf ihre kleine Schwester, die 3 Jahre jünger ist und von ihren Eltern verwöhnt wird. Die Geschwister vertragen sich nur schlecht, und bei Ellen fließen viele Tränen. Seit 2 Jahren leidet sie unter dem Ekzem.

Das Einstiegsgespräch ist in diesem wie auch in anderen Fällen sehr aufschlußreich. Dies kommt auch nachfolgend zum Ausdruck.

Beispiel für Einstiegsgespräch
(Klaus)
– Kennen Sie das AT?
– Warum kommen Sie zum AT? (Lebensgeschichte)

Klaus: „Ich habe zu hohen Blutdruck. Ich führe dies auf Streß zurück."

Ärztin: „Ruhig zu sein ist wesentlich, denn Streß macht krank. Wie alt sind Sie?"

„22 Jahre".

„Treiben Sie Sport?"

„Früher ja, jetzt nicht."

Das aber ist dringend notwendig, und die Ärztin rät zu einem Lauftraining, was sie erklärt. Klaus studiert Jura.

Diagnose: Vegetativ labiler Blutdruck, Kreislaufregulationsstörungen.

Spontanbehandlung: Dr. Eberlein: „Bitte programmieren Sie den wichtigen Satz: – Immer eins nach dem anderen. Ich bin ruhig! – Und Sie sind ruhig, konzentriert und können überlegen, damit stehen Sie schon über der Situation.

(Klaus bemerkt nicht, daß er sich schon mitten in der Behandlung befindet).

Dann erklärt sie Klaus das Phänomen Blutdruck:

Der Blutdruck wird durch mehrere Faktoren bestimmt: durch die Blutmenge, die Herzkraft und die Wandspannung der Gefäße.

Verkalkung der Gefäße entsteht durch Einlagerungen in die innerste Schicht, in die „Intima".

Das AT läßt die Gefäße stabil werden – die Flexibilität, die Elastizität werden erhöht und stabilisiert. Durch das AT kann man hier vorbeugen, die Gefäße, die Organe beeinflussen, mit dem Ziel, sich selbst zu führen.

Hier ist manchmal die Oberstufe des AT angebracht, der psychoanalytische Zugang zum Unterbewußtsein, der unter ärztlicher Leitung erfolgt.

Autogenes Training – Oberstufe
(nach Luthe, Kanada)

Viele Menschen meinen, nach der Unterstufe müßten sie die Oberstufe erlernen – doch ist dies keine Notwendigkeit. Wer die Unterstufe erlernt hat, braucht die Oberstufe nicht unbedingt anzuwenden. Er kommt u. U. ein ganzes Leben mit dem Grundlagentraining aus. Dabei stellt sich die Frage für jeden einzelnen: „Will ich überhaupt die Oberstufe?" Sie ist verantwortlich abzuwägen.

Die Oberstufe ist ein abenteuerlicher Weg ins Unbewußte und führt zu einer Innenschau, bei der längst Vergangenes an die Oberfläche kommt und geklärt wird – wichtig für nachwirkende frühere Ereignisse. Als „Innenerlebnis" kann man von Antworten auf das Unbewußte sprechen. „Das Unbewußte ist das momentan nicht Bewußte" (S. Freud). Dies klar zu sehen, ist eine analytische Aufgabe – wir sprechen vom psychoanalytischen Weg des AT. Dabei handelt es sich zunächst um eine „tief getriebene Versenkung" (J. H. Schultz). Hinsehen, hinhören, kommen lassen, spontane Aussagen aus dem Unbewußten sind das Leitmotiv. Das „Es" als steuerndes Prinzip zu empfangen, ist Voraussetzung. Der Übende muß ein Stufenmodell der Oberstufe erleben und kann dies aufgrund einer praktischen Arbeitsgrundlage, die ihm das Denkmodell vorschreibt. Wer sich mit der Oberstufe beschäftigen möchte, muß zumindest die Unterstufe, d. h. alle Übungen des Grundlagentrainings mit erprobten Formeln perfekt beherrschen, auch die Selbsthypnose, die als bekannte Vorsatzhilfe mit entsprechenden Formeln den suggestiven Anteil bei dem Verfahren ausmacht.

Nach Luthe haben wir es mit 7 Übungen zu tun, die ungerufen aus dem Unbewußten aufsteigen. Die *1. Übung* heißt spontan *Farberfahrung*, wobei das Erlebnis meist eine Überraschung bringt, zu der gewählten Lieblingsfarbe tritt eine Eigenfarbe hinzu. Der Übende muß lernen, spontane Erfahrungen mit Farben zu erwerben. Schultz wendete das Farberleben an, um bisher verborgene Probleme, nicht gelöste Aufgaben zu bewältigen.

In der Oberstufe stellt die Stufe 1 einheitliche Farben dar, nach Schultz eine „gleichförmige Farbe", die Elementarstufe – die Eigenfarbe – zu der sich später die Lieblingsfarbe findet. In der *Stufe 2* handelt es sich um *dynamische,* vielgestaltige Farben mit differenzierten Entwicklungen, die ebenfalls eine Elementarstufe darstellen. Hier sollen Erfahrungen mit ausgewählten Farben gemacht werden.

Während die Stufe 2 Vielfarbigkeit und einfache Formen bringt, enthalten die *3. und 4. Übung* ein Objektbewußtsein. Konkret sieht man beispielsweise eine Farbkompensation, auch abstrakte Begriffe sind einbezogen.

Die *5. Übung* läßt den Menschen den frei gewählten Gefühlszustand erfahren – das Eigengefühl in der Innenschau kommt auf. Die Stufe 5 bringt eine Umwandlung von Vorstellungen, Landschaften, Szenerien, Innen- und Außenräume wechseln – ein feines Nuancenspiel, das in der Stufe 6 als Filmstreifen differenziert erscheint.

In der *6. Übung* kann aus dem Unbewußten der Mensch kommen, der Antworten auf die innerlich angelegten Fragen gibt, die in der *7. Übung* – im Kosmos – einen Abschluß erfahren.

Auf der Stufe 7 – der meditativen Übung – hat man beobachtet, daß der Mensch damit umgekrempelt, somit bei Krankheiten gebessert werden kann. Der Kosmos fängt ihn auf oder auch ein buntes Schauspiel, die Selbstbeteiligung an den wechselnden Szenerien kommt zum Vorschein .

Die Oberstufe hat einen produktiven therapeutischen Hintergrund. Während die Unterstufe „kleine Psychotherapie" genannt wird, wird die Oberstufe als „große Psychotherapie" empfunden (psychoanalytisches Verfahren). Nach Wallnöfer (1979) kommen wir ohne das Rüstzeug der Tiefenpsychologie, d. h. besonders ohne Psychoanalyse, nicht aus, sonst ist die Konfrontation mit Aussagen des Unbewußten unmöglich. Hier ist die Psychopathologie des Alltagslebens entscheidend, und die Übungen der Unterstufe lassen sich ausweiten. In diesem Fall bedeutet die Oberstufe eine Verstärkung der allgemeinen Wirkungen der Unterstufe, und eine Meditation führt zur Selbstbesinnung.

In der Oberstufe kennt man Entladungen und ihre Beziehung zur optischen, akustischen, olfaktorischen und gustatorischen Stufe – sie fordert die Erholphase. Autogene Entladungsmechanismen sind durch die aufsteigenden Bilder, durch Projektion von Farben hilfreich.

Luthe hält eine „carte blanche" für den wichtigen Schritt, der dann stufenweise, progressiv sich entfaltend, abläuft. Autogene Reaktionen können durch gelegentliche Hilfen unterstützt werden. In erstaunlicher Präzision erfolgt die Entladung autogen. Die heterosuggestiven Hilfen führen zu autogenen Entladungen und Abreaktionen, wodurch der Mensch sich selbst kennenlernt und besser seinen Weg findet.

In diesem Fall bedeutet die Oberstufe eine Verstärkung der allgemeinen Wirkungen der Unterstufe, und die neutrale Meditation führt zur

Selbstbesinnung wie auch das katathyme Bilderleben (Tagtraumerlebnis), was im Malen und Zeichnen sowie im Musikerleben zum Ausdruck kommt.

Autogenes Training aus der Sicht
verschiedener Medizinbereiche

Orthopädie

Wenn man die nächsten Kapitel über Wirkungsmechanismen des AT liest, spürt man, daß dieses Autosuggestionsverfahren eine Wirkung bestimmter richtiger Einstellungen ist, zumindest der Einstellung, die als richtig empfunden und erlebt wird. Da ist z. B. die geschädigte Wirbelsäule – aus orthopädischer Sicht für viele Menschen ein Beschwerdekomplex in fast allen Abschnitten im HWS-, BWS- und LWS-Bereich. Als Komplex verstanden handelt es sich um muskuläre Verspannungen, muskuläre Verkrampfungen, die ursächlich durch Angst und fehlende Sicherheit ausgelöst sind. Es gibt Menschen, bei denen sich alle Aufregungen auf den Nacken oder aufs Kreuz legen. Diese Menschen haben nicht gelernt, frei, gelöst und entspannt zu sein. Sie sind statt dessen verkrampft und haben Schmerzen, wobei der Schmerz meist überbewertet wird. „Ich habe so unheimlich viel Schmerzen", sagt der Betroffene und bedauert sich selbst. Er ist ohne Mut und nicht zum Ertragen der Schmerzen bereit. Ich sage nicht zuviel, wenn ich an dieser Stelle betone, daß der Mensch sich häufig in den Schmerz, die Verspannung und Verkrampfung hineinmanövriert – auch hat er keine Geduld zu warten. Jeder ist heute so eingestellt, daß er eine Verschiebung, eine Veränderung im Knochensystem beinahe erwartet, die im Röntgenbild nicht einmal sichtbar wird. Vegetativ bedingte Verspannungen und Verkrampfungen werden durch das AT optimal positiv beeinflußt. Viele wissen nicht, welcher Ursachenkomplex für die Beschwerden verantwortlich ist. Das AT aus der Sicht der Orthopädie wird hier positiv aufgezeigt. Es ist bekannt, daß sich an der Wirbelsäule und damit an der Muskulatur in diesem Bereich wie an allen Organen psychische Reaktionen auf Verspannungen, Verkrampfungen körperlich manifestieren können.

Dermatologie

Auch im Hinblick auf Hauterkrankungen ist das AT von Bedeutung (s. Fallbeispiel S. 61). Die Reaktionslage der Haut ist ein „Spiegel der Seele", was besonders bei der Allergie zum Ausdruck kommt. Das AT hat im Bereich der Hautreaktionen als Methode der konzentrativen Selbstentspannung seine spezielle Aufgabe, die besonders im Bereich der Vorsatzhilfe angesprochen und formuliert wird; denn es ist möglich, die Durchblutung der Haut zu verändern, zu steigern und sie damit zur Abheilung zu bringen. Es ist inzwischen bekannt geworden, daß allergische Diathesen darauf gut ansprechen, daß seelischer Kummer mit Hautreaktionen einhergeht, was mit dem AT behoben werden kann.

Geburtshilfe und Gynäkologie

Das AT hat – als Methode der konzentrativen Selbstentspannung – in der frauenärztlichen Behandlung seinen Platz eingenommen – in der Geburtshilfe wie in der Gynäkologie.

AT in der Schwangerschaft

Vorgehen und Technik
Jede Frau, die ein Kind erwartet, ist dankbar für die Phasen der Ruhe, die sie mit dem AT leichter und schneller erreichen kann.

Entspannungshaltungen
In den Vorübungen auf dem Stuhl *(im Sitzen)* richtet sie ihren Oberkörper zunächst auf und fällt dann leicht in sich zusammen – gelöst, entspannt. Die Beine stehen etwas gespreizt mit beiden Füßen fest auf dem Boden. Beide Arme liegen auf den Innenseiten der Oberschenkel derart auf, daß die Hände locker herunterhängen, sich aber nicht berühren. Der Kopf ist leicht nach vorne geneigt. Dabei konzentriert sich die werdende Mutter immer wieder neu auf die Ruhe, aus der ihr Kräfte zufließen. Sie wird damit gestärkt, d. h. stabilisiert, und gleichzeitig wächst die Freude auf das Kind.
– Ich freue mich auf mein Kind –
ist der Vorsatz, der die werdende Mutter über die ganze Zeit der Schwangerschaft begleitet.

    Die *Liegehaltung* auf dem Rücken sollte nicht eingenommen werden, sondern möglichst die Seitenlage, da so der dicker gewordene Bauch nicht

als belastend empfunden wird. In der Seitenlage ist die Schwangere eher
– gelöst, entspannt –
auch fähig, jederzeit in den Schlaf hinüberzugleiten.

Drückt das Kind, wie es häufig vorkommt, auf einen Nerven, ist es mit dieser Methode auch möglich, vom Schmerz zurückzutreten und ihn weit entfernt zu erleben, bis er verschwindet. Bei einer inneren und äußeren Entlastung geschieht dies fast von selbst.
– Ich bin vollkommen ruhig –
– vollkommen ruhig –
– vollkommen ruhig, positiv –
– Ich freue mich auf mein Kind –
So steigt die werdende Mutter in das AT ein. Die *Schwere* empfindet sie ganz natürlich, ebenso die *Wärme,* die aus der empfundenen Ruhe herausströmt – die Gefäße erweitern sich, die Durchblutung wird erhöht.
– Vollkommen ruhig, gelöst, entspannt, schwer, warm –,
diese ersten Vorsätze wirken sich positiv aus.

Das Hauptanliegen ist es jetzt, die *Atmung* bewußt zu machen, sie zu erleben als Atemschwingung und dabei das Loslassen zu spüren:
– *Es* atmet mich! –
– Ich lasse mich –
Der Bauch unterliegt den natürlichen Schwankungen. Im rhythmischen Auf und Ab empfindet die Schwangere die Atemtätigkeit wohltuend, entspannend und lösend. Ganz natürlich und von selbst wird der Bauch dikker bei der Ein- und dünner bei der Ausatmung. Der Satz
– Atmung ganz ruhig –
und weiter entwickelt
– *Es* atmet mich –
ist jetzt kraftvoll tragend, *Es* – das Steuernde in mir – ist tätig. Die Schwangere wird wie in einem ruhig dahingleitenden Schiff sicher gestützt und empfindet die Atmung als beruhigendes Element, das in der Schwangerschaft das Wachstum und die Reifung des Kindes im Mutterleib begünstigt, in der Geburtsphase die Austreibung entspannend vorbereitet. Und diese Freude ist tonangebend. So entwickelt sich fast von selbst der Vorsatz
– Atmung ganz ruhig – *es* atmet mich –
– Ich freue mich auf mein Kind! –
Fassen wir die Übungen zusammen, so haben wir folgenden Verlauf:
– Ruhig, vollkommen ruhig, gelöst, entspannt –
– Ich freue mich auf mein Kind –
Im rhythmischen Schwingen der Atmung, in der Schwere- und Wärmeempfindung, wird die wohltuende Ruhe unterstrichen:

- Schwer, warm, Atmung ganz ruhig -
- wie in einem warmen, weichen Mantel bin ich behütet, gelöst, entspannt
  Und wieder wirkt der Vorsatz:
- Ich freue mich auf mein Kind! -
- *Es* atmet mich - Ich freue mich -

Die nun nachfolgenden speziellen Übungen des AT - Beruhigung und Kräftigung des Herzens, daraus folgend die Beeinflussung des Bauches - dienen dazu, die körperliche und seelische Resistenz zu erhöhen, also eine positive Haltung herbeizuführen.

- Herz ruhig, gleichmäßig, kräftig, regelmäßig -

beinhaltet ein Ansprechen des Herzens, das sich immer positiv auswirkt, also für die Schwangere von erheblichem Wert ist. Das Herz wird gestärkt, gekräftigt und damit stabilisiert.

Mit der Übung

- Bauch - Sonnengeflecht strömend warm -

werden alle Organe im Leib angesprochen - im Unterbauch der Uterus, der gut durchblutet und in seinen Kontraktionen unterstützt wird.

- Bauch strömend warm -

ist in diesem Fall mehr als nur ein einfaches Ansprechen des Bauches. Vorgeburtlich wird der Uterus schon dadurch vorbereitet und mit dem Vorsatz

- mutig, sicher, frei und froh -

stabilisiert. So verläuft die Geburt positiv und wird zum Erlebnis.

Mit der Übung

- Stirn ein wenig kühl -

wird der Kopf angesprochen. Man „steht kühl über der Situation" - kühl überlegen. Die Schwangere ist gelöst, entspannt und geht ohne Kopfschmerzen, ohne Beschwerden der Geburt entgegen.

- Stirn ein wenig kühl - Kopf klar -

Die Formel der Schlußübung wird mit den anderen Vorsätzen wirksam. Es ist so, als ob die Frau in eine andere Welt eingetreten ist, in der sie neue Kräfte empfängt, um ihre Aufgabe - das Kind zu gebären - zu erfüllen. So positiv eingestellt erlebt sie den Geburtsvorgang leicht und mit Freude, die alles andere überstrahlt.

Das Ziel des AT ist es, seelisch-körperlich eine Entspannung herbeizuführen. Dabei können speziell die Organe des kleinen Beckens angesprochen werden - so der Uterus, der durch Spannung und Entspannung die Wehentätigkeit ausdrückt. Hat die Patientin vor der Geburt Angst, ist sie zu sehr verspannt, so dauert die Geburt meist länger an und löst oft besonders starke schmerzhafte Empfindungen aus. Diese lassen sich mit der Entspannungstechnik im AT abschwächen, meist sogar beseitigen. Das geschieht um so leichter, wenn in der Innenschau, in der tiefen Versenkung der Ruhe, die Ursachen erkannt werden. Voraussetzung ist allerdings die Beherrschung der Übungen, die, wenn nicht schon vorher, möglichst zu Beginn der Schwangerschaft erlernt werden und mit begleitenden Gesprächen erfolgen sollten. Das Vorgespräch ist von besonderer Bedeutung, denn es macht eine Aussprache möglich. Damit werden die ursächlichen Schwierigkeiten, Probleme und Konflikte erkannt, dann auch formuliert. Spannungen werden so leichter gelöst.

Abstand zu finden und gleichzeitig eine positive Einstellung zum Kind und zur Geburt, ist eine Aufgabe, die sich durch das AT verwirklichen läßt. Die werdende Mutter ist fähig, jederzeit Ruhe und Erholung, damit Entspannung zu erreichen, was die Geburt erleichtert. Dabei sind 2 Phasen im Rahmen des AT von Bedeutung: die Einleitung der Geburt mit Eröffnungswehen und die Austreibungsphase mit den Preßwehen.

Wehenphase, Geburtseinleitung

Mit dem AT werden die Wehen positiv empfunden. Jede Wehe – die Spannung und Entspannung der Gebärmutter- und Beckenmuskulatur – bedeutet einen Schritt weiter auf dem Wege zur Geburt des Kindes. Je mehr die Mutter versteht, was in ihrem Körper vorgeht, desto besser ist ihre Einstellung. Sie empfindet den Vorgang der Geburt positiv, zu dem sie innerlich mit Freude „Ja" sagt! Auch bewirkt der dynamisch ablaufende Rhythmus der Atmung, Aus- und Einatmung, eine Konzentration auf die Ruhe, damit schwindet die Angst. Bei jeder Ausatmung erreicht sie die größtmögliche Entspannung, der Wehenschmerz tritt zurück. Wenn es ihr dann noch mit Hilfe des AT gelingt, einen Kurzschlaf herbeizuführen (oft nur eine Minute), so ist sie frisch für die nächste Wehe und findet neue Kräfte für den weiteren Fortgang der Geburt. Eine solche Geburt ist ein Erlebnis für jede Mutter, mehr noch, eine Freude. Der Vorsatz:
– Ich freue mich auf mein Kind –
erfüllt sich und bedeutet in der einleitenden Geburtsphase eine seelische Stärkung.

Austreibungsphase

In der Austreibungsphase spielen Aus- und Einatmung eine wesentliche Rolle. „Bewußt ausatmen" heißt, in die Ausatmung jene Kraft zu legen, die nötig ist, um das Kind auszutreiben. In der kraftvollen Ausatmung tritt der Schmerz zugunsten des akuten Geschehens zurück. Die Gebärende kommt „über den Berg", zumal wenn sie sich positiv einstellt. Damit hilft sie, den Geburtsvorgang zu erleichtern und zu beschleunigen. Jedes Sich-Wehren in dieser Phase verursacht Spannungen, verstärkt die Schmerzen. Mit dem AT gelingt es, von der Spannung des Tages über die Spannung des Geburtsvorgangs schnell die Entspannung der tiefen Ruhe zu erreichen.

Die Preßwehen, die dann folgen, sind eine Entlastung, denn die Entspannungstechnik im AT mit der inneren positiven Einstellung bewirkt ein „Hineinfallen in die Wehen". Begleitet von individuell gefaßten Vorsatzhilfen ist das AT eine Geburtserleichterung, körperlich und seelisch. Daher ist die Geburtsvorbereitung wesentlich. Das Konzept bietet mehr an als einfach „nur" Entspannungsübungen. Daher lohnt es sich, das AT aus ganzheitlicher Sicht in der Geburtshilfe einzusetzen. Kenntnis des Vorgehens und Beherrschung der Technik sind nötig.

AT in der gynäkologischen Praxis

Es ist bekannt, daß sich zahlreiche psychosomatische Störungen auch im kleinen Becken auswirken. Bei vielen Frauen, die über Unterleibsschmerzen, über Beschwerden im Bereich der Lendenwirbelsäule klagen, läßt sich gynäkologisch oft kein Befund erheben. Bei unbewältigten Schwierigkeiten, Problemen und Konflikten kann jedoch der Unterleib mit seinen Organen der „Seismograph der Seele" sein. Kreuzschmerzen und Verspannungen im kleinen Becken sind oft Auswirkungen psychosomatischer Störungen, folgend auch Krankheiten, die organisch vielfach mit Durchblutungsmangel (Sauerstoffarmut) einhergehen. So können Entzündungen als Folge von Durchblutungsstörungen entstehen. Sie wirken sich wie auch an anderen Organen (an Herz, Kreislauf, Magen, Darm, Leber, Kopf) nun an den Unterleibsorganen im kleinen Becken aus. Unbestimmte Schmerzen, Druckerscheinungen im Bauch, Mißempfindungen und depressive Verstimmungen haben oft seelische Ursachen. Sie liegen manchmal in Eheschwierigkeiten, in der Lebensform, z. B. im ungeliebten Nebeneinanderleben, in der Trennungsabsicht vor der Scheidung, in Familienproblemen, die Kinder, Großeltern und Verwandte betreffen, usw. Reaktionsorgane wie Uterus, Ovarien (Zyklusstörung), Vagina (Schleimhautveränderung) machen Beschwerden. Dies sind die Gründe, die die Frau zum Arzt führen. Das AT hat inzwischen einen gewissen Stellenwert in der Praxis des Gynäkologen und bedeutet für die Patientin oft eine mögliche Form der Selbsthilfe.

Mit dem Einsatz des AT in der frauenärztlichen Praxis ist es möglich, aus der Sicht der Psychohygiene die Unterleibsorgane anzusprechen. Die 1. Übung, die Einstellung auf *Ruhe,* führt die Patientin in die Entspannung. In der tief angelegten Ruhe gewinnt sie Abstand zum Problem und ist dann fähig, den persönlichen Streß – durch Ehe, Familie oder Beruf bedingte Konfliktsituationen – zu erkennen und zu bewältigen. Gleichsam auf einer „Insel der Besinnung und Sammlung" entdeckt sie sich selbst.

In der *Schwereübung* werden Ruhe und Entspannung vertieft.

– Ruhig, gelöst, entspannt, schwer –

Damit wird die *Wärmeübung* vorbereitet, die Entspannung der Gefäße angesprochen. Schrittweise, zunächst stufenförmig über Arme und Beine, erfährt die Übende die strömende Wärme. Sie wird unterstrichen durch eine gelöste Ausatmung – dem „Seufzer der Erleichterung" –, der auch in der Bauch- oder Sonnengeflechtsübung zum Ausdruck kommt.

Ist die Patientin erst einmal fähig, Wärme zu empfinden, so lernt sie es auch, sich auf das kleine Becken – und damit auf die Unterleibsorgane – zu konzentrieren.

Die Übung

– Bauch oder Sonnengeflecht strömend warm –

ist gleichzeitig Entspannung und Beruhigung, woraus sich neue Kräfte für die Wiederherstellung der körperlichen und seelischen Gesundheit gewinnen lassen. Die individuell erarbeiteten Vorsatzhilfen, mit denen es gelingt, Probleme und Konflikte zu sehen und besser zu bewältigen, machen die Frau fähig, vegetative Störungen abzufangen, die empfindlichen Organe zu schützen, also besser zu durchbluten, zu beruhigen – dies mit der Kopfeinstellung, der Stirnkühlungsübung.

– Stirn ein wenig kühl, Kopf klar – Die Patientin bleibt kühl überlegen, sie lernt, wieder gelassen und bewußt zu leben, steht über ihrer Situation. Bei dieser Übung erfolgt die Anlage der Vorsatzhilfen im Unterbewußten. Von dorther werden sie abgerufen, eingesetzt und üben ihren Einfluß aus.

Für die Harmonie einer Ehe ist die Partnerschaftsbeziehung seelisch und körperlich von Bedeutung. Zuwendung, Liebe und Treue sind wesentlich für die „Ich-Du-Beziehung", für das *Wirgefühl*. Menschen, die das Gefühl haben, zueinander zu gehören, die in Liebe miteinander leben, sind harmonisch. Beide, Mann und Frau, haben eine positive Einstellung, was besonders wichtig ist, wenn Kinderwunsch besteht.

Ehepaare, die diesen Wunsch aus irgendwelchen Gründen zurückgestellt haben, müssen zueinander finden und im gegenseitigen Vertrauen ihren Weg suchen und gehen. Schwierigkeiten sollten erkannt und beseitigt werden, was mit Hilfe des AT möglich ist. Die Frau wie auch der Mann – beide sollten für das Kind bereit sein und sich auf das neue Leben freuen.

Die seelisch-körperliche Gesundheit ist die entscheidende Voraussetzung für ein Paar. Die Frau freut sich auf ihr Kind, ein Satz, der täglich als

Vorsatzhilfe eingebaut seine Wirkung entfaltet und Harmonie bringt.

Eheschwierigkeiten werden dem Arzt deutlich, der – einmal auf diesem Gebiet tätig geworden – immer mehr die Zusammenhänge seelischer Beziehungen und ihre Auswirkung auf die Sexualorgane erkennt.

Manchmal ist in der Ehe auch der fehlende Orgasmus Ursache von Beschwerden und Störungen. Orgasmusschwierigkeiten führen auf die Dauer zu Frustrationen, die die Harmonie gefährden. „Ich will es nicht für mich, sondern für den andern", sagen unabhängig voneinander die Ehepartner. Das *Wir* ist angesprochen. Es bedarf einer Zeit der Reifung, der Stille, bis „es" geschieht.

Manches spricht keiner aus, und innerlich quälen jeden Gedanken, die das Glück stören. Hier müssen die Partner lernen, Geduld zu haben, Vertrauen zum andern, um in der Hinwendung zueinander das Glücksgefühl zu erleben. Sie fühlen in liebevoller Geborgenheit das Miteinander, das Dasein des einen für den andern – damit die Erfüllung. Wird dieses starke Gefühl aus irgendwelchen Gründen nicht oder noch nicht realisiert, so ist doch die Fähigkeit zu einem Liebeserlebnis angelegt, die geweckt werden kann.

Allgemein gesehen spielt das Verhältnis der Partner zueinander im Alltag eine wesentliche Rolle. Egoisten haben es schwer, zu einer Übereinstimmung zu kommen. Partner, die sich gegenseitig schätzen, füreinander da sind, Vertrauen haben, gehen den gemeinsamen Weg in der Ehe besser. Für jeden Partner ist es wichtig, den andern zu sehen, d. h. sich nicht abzulösen – „ihn nicht auf der Strecke zu lassen" –, gemeinsam mit ihm Probleme und auf die Ehe zukommende Konflikte anzugehen und zu bewältigen. Das Ich mit seinen egoistischen Zielen muß mehr oder weniger zurücktreten. Nicht: „Wer bin ich oder wer bist du"? sind entscheidende Fragen, sondern: „Was sind wir, was kann aus uns beiden werden?" Hier ist der Ansatz des gemeinsamen Weges in der Partnerschaft zu spüren, der das Leben bewußt macht. Leben heißt positiv denken, positiv handeln – positiv leben! Das sollte für die Partner ein Anliegen sein. Alles das heißt aber, in Ergänzung zum AT das Gespräch zu pflegen, das für den Menschen eine so große Hilfe ist und Vertrauen für den richtigen Weg gibt. Ideal werden die Beziehungen zueinander in den wenigsten Fällen sein, und Schwierigkeiten gibt es immer und überall.

In der tiefen Ruhe der Versenkung sehe ich den andern – den Partner –, ich stelle mich auf ihn ein. Ich erkenne meine eigenen Fehler und versuche, mich zu ändern. Ich komme dem andern – dem Partner – in Güte und Liebe entgegen. Güte und Liebe aber geben dem Menschen die Kraft zu vertrauen. Vertrauen zu haben ist notwendig. Auch bekommt man so die Kraft, das Leben zu leben.

– Vollkommen ruhig, gelöst, entspannt –
suche ich den andern und bin ihm nah. Schon hier wirkt sich das AT positiv aus – durch die Abstandsgewinnung, durch die positive Einstellung
und das daraus resultierende liebevolle Hindenken zum Partner. Ist beiden die Liebe zueinander wieder bewußt geworden, so lassen sich alle
Schwierigkeiten besser bewältigen. Am Abend eines Tages sollte jeder
fähig sein, dem Partner seine guten Gedanken und Wünsche zu vermitteln.
Kritik muß man hinnehmen können und daran wachsen.

Zusammenfassend kann man sagen: Das AT hat in der Praxis des
Frauenarztes seine Bedeutung, sowohl aus der Sicht der Geburtshilfe wie
im Bereich der Gynäkologie. Es spricht schlechthin die Frau als Person,
als Mensch an. Die Frau, die sich selbst findet, ist fähig, körperlich und
seelisch eine Entspannung herbeizuführen, was sich positiv auswirkt.
Abstand zu gewinnen vom Alltag, mittels Vorstellung die Organe zu beeinflussen und in der konzentrativen Einstellung den Weg in die Harmonie
zu finden, ist Aufgabe des AT für das Leben der Frau.

Zusammenfassung

Ich stelle fest, daß das AT mit Einsatz der Vorsatzhilfen das Mittel der Wahl ist, psychosomatische Störungen zu verhindern bzw. zu bewältigen. Es ist kein Wundermittel, jedoch appeliert es an die im Menschen liegende eigene Kraftquelle, aus der heraus die verschiedenen Schwierigkeiten getragen und überwunden werden. Dabei kommt, wie aus dem Gesagten ersichtlich, jedes Gebiet in Frage, das zum Leben gehört, wo Störungen jeglicher Art auftreten können. Der Einsatz der eigenen seelischen Kräfte ist hier entscheidend, gleich, ob es sich um vegetative Dysfunktionen verschiedener Genese handelt oder ob es schlechthin um die Lebensform geht.

Literatur

Biermann G (1978) Autogenes Training mit Kindern und Jugendlichen. Reinhardt, München, Basel

Eberlein G (1973) Gesund durch autogenes Training. Econ, Düsseldorf

Eberlein G (1985) Autogenes Training für Kinder. Springer, Berlin Heidelberg New York Tokyo

Eberlein G (1986a) Triotraining. Birkhäuser, Basel

Eberlein G 1986b) Gesundheitsvorsorge in der ärztlichen Praxis. Springer, Berlin Heidelberg New York Tokyo

Fuchs M (1985) Funktionelle Entspannung in der Kinderpsychotherapie. Reinhardt, München

Langen D (1976) Der Weg des autogenen Trainings. Wissenschaftl. Buchgesellschaft, Darmstadt

Latta M (1979) Der seelische Streß als Risikofaktor für den Herzinfarkt. Bedeutung des körperlichen und autogenen Trainings zum Streßabbau. Diplomarbeit, Deutsche Sporthochschule, Köln

Leuner H (1978) Katathymes Bilderleben mit Kindern und Jugendlichen. Reinhardt, München

Leuner H (1985) Gruppentherapie mit dem katathymen Bilderleben. Huber, Bern

Peseschkian N (1984) Der Kaufmann und der Papagei. Fischer, Frankfurt

Schmidbauer W (1977) Die hilflosen Helfer. Rowolt, Reinbek

Schultz JH (1973) Das autogene Training, 14. Aufl. Thieme, Stuttgart

Szasz T (1982) Der Mytos der Psychotherapie. Europa, Zürich

Vester F (1978) Phänomen Streß. Deutscher Taschenbuchverlag, München

Wallnöfer H (1979) Gesund mit AT. Umschau, Frankfurt